価値創造の
健康情報プラットフォーム
Health Information Platform

医療データの活用と未来

監修
村井 純

編著
秋山美紀
中澤 仁
當仲 香

著
内山映子
本田由佳
新保史生

慶應義塾大学出版会

目次

序章　ライフクラウドの時代がやってきた 村井　純　1

1. 理想の未来社会を創造するために　1
2. インターネット前提社会　3
3. 情報技術による価値創造　4
4. 人の一生を軸にした仕組みをつくる　6
5. 理想の共有から始まる開発　7
6. 本書の構成　9
7. おわりに　11

第1章　「健康情報プラットフォーム」が生み出す価値 秋山美紀　13

1. はじめに――「健康情報プラットフォーム」とは何か　13
2. 「プラットフォーム」がなぜ重要なのか？　14
3. 設計の際に考慮すべきこと　18
4. 健康という価値創造のために　20
5. 成熟社会の健康とパラダイムシフト　23
6. 用語の定義　28

第2章　健康情報をめぐる海外の動向と政策・ガバナンスの課題 内山映子　33

1. ヘルスケア分野の情報化の変遷　34
2. ICTの普及がもたらす新たな価値と課題　36
3. EHR, PHR をめぐる海外の動向　39
4. 日本における EHR, PHR に向けた取り組み　51
5. 持続可能な健康情報プラットフォームのガバナンス　58
6. おわりに　60

第3章 プラットフォーム設計の思想 …………………中澤　仁　65

1. 健康情報システム　66
2. ユースケース　77
3. リスクとディペンダビリティ　81
4. 設計の思想　88
5. 今後の展開　92

第4章 ステークホルダーの役割と
インセンティブの設計 ………………本田由佳・當仲　香　95

1. はじめに　95
2. 行政のイニシアチブと産学官連携——神奈川県の取り組み　96
3. 神奈川県「電子お薬手帳」から始まる「ライフクラウド」の取り組み　101
4. 生まれるときからの健康情報管理を支える　104
5. ステークホルダーの役割とインセンティブの設計　109
6. まとめ　110

第5章 あなたの健康を支える情報とプラットフォーム ……當仲　香　113

1. なぜ個人に健康情報は利活用されないのか　113
2. 人に受け入れられるプラットフォームとは　128
3. 健康情報プラットフォームの目的地「健康」と「QOL」　138

第6章 地域包括ケアとプラットフォーム ………………秋山美紀　143

1. 「地域包括ケア」を「プラットフォーム」として捉える　143
2. 在宅医療連携拠点というプラットフォーム　151
3. モデルケース　153
4. 情報共有の道具としてのITシステム　163
5. プラットフォーム的な機能の考察　170
6. 今後の展望　177

第7章　医療・健康分野におけるパーソナルデータの
　　　　利活用促進のための新たな法的枠組み　…………… 新保史生　181
　1. 法改正の概要　182
　2. 個人情報保護法の改正理由　183
　3. 改正個人情報保護法の内容　185
　4. 医療分野における匿名加工情報の取扱い　192
　5. 保有個人データの開示等　200
　6. 個人情報が研究に活用される場合の取扱い　202
　7. 医療等分野におけるパーソナルデータの活用に向けて　203

第8章　健康情報プラットフォームの未来
　　　　……………………………… 村井　純・秋山美紀・中澤　仁
　　　　　　　　　　　　　　　　當仲　香・新保史生・本田由佳　207

索引　231
資料　233
監修者・編著者紹介　241

コラム　*Column*

神奈川マイカルテのあちら側とこちら側　75　／神奈川マイカルテの民間企業による運営　86　／『ルナルナ』シリーズの女性ヘルスケアビジネスからのデータの利活用　108　／健康診断データの一元管理の課題　117　／学生健康診断情報の書類発行と結果閲覧　120　／データヘルス計画（厚生労働省）　125　／個々のヘルスリテラシーを高めるには　127　／トランスセオレティカルモデルを応用した行動変容を促すための禁煙支援　131　／"共有（share）"が行動変容を促す　135　／「いきいき百歳体操」　149　／故人情報保護の必要性　195

序章

ライフクラウドの時代がやってきた

村井　純

1. 理想の未来社会を創造するために

　コンピュータネットワークの研究を開始してまもなく、「コンピュータネットワークはどこまで行くのでしょう？」という取材を受けたことがある。テクノロジーがどこまで行くのかという質問は技術者には特に答えにくい質問である。咄嗟に思い浮かんで、地球上の人の脳をすべて連結するイメージを語った覚えがある。そのときに考えたのは、次のようなことであった。情報とは人が生み出し、必要として構成した知識や、必要として得るものであり、すべては人の感性や知と関連する。従って、これらを情報として処理するのは脳である。コンピュータは人のためにどのように機能するかということを追求していた私は、すべての人の脳の機能が支えられる情報処理能力が究極のコンピュータネットワークだと答えたことになる。結果として、この取材は、頭蓋骨から露出しているたくさんの脳が連結されている図をともなった新聞記事となったことを記憶している。

　コンピュータの相互接続の研究が進む一方で、あらゆる分野の人の仕事と生活がコンピュータとネットワークを利用するようになり、すべての人がコ

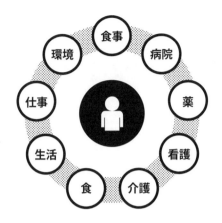

ンピュータネットワークを利用して相互につながることができるようになった現状に鑑みると、いよいよ、知性、感性、心身の健康の主として生きる個人を尊重し、この惑星の上で生きるすべての人のための新しい理想を構築する前提が整ったと考えることができる。ネットワークでつながった先のどこか、つまり「クラウド」に存在する様々な情報や知を一人ひとりの生活や人生を輝かせるために活用できるようにするのである。

「ライフクラウド」とは、インターネットという基盤を前提に、人の一生（life）で派生するありとあらゆる様々な情報をその人の幸せのために活用できる可能性を秘めた技術的な仕組みである。私たちは、ライフクラウドシステムの構築を通して、人の一生をデジタル情報を用いてどのように定義し、尊重できるかという命題と、人の集合としての未来社会の創造に貢献するという命題に取り組む必要がある。本書の著者らが活動する「ライフクラウド研究コンソーシアム」および「健康情報プラットフォームラボ」は、その実現をめざす多様なステイクホルダーが問題解決にむけた知恵を出し合い、力を合わせる場所である。

2. インターネット前提社会

　1995年1月17日の早朝、阪神・淡路大震災が発生した。世界への報道は新聞やテレビによって行われたが、すでに世界の学術研究機関を中心に構築されていたインターネットにより、安否確認など様々なコミュニケーションが行われ、新しいインフラストラクチャが認識されるきっかけとなった。この年の終わりにインターネット機能を搭載した「ウィンドウズ95」が発売されたことから、1995年は「インターネット元年」と呼ばれることがある。パソコンがインターネットに自由につながる時代が到来した。

　2011年は、我が国の「完全デジタル化元年」と呼ばれていた。それは2011年7月にテレビのアナログ放送の停波が予定されていて、地上波テレビのデジタル化が実現され、地上の通信、放送、衛星通信などほぼすべての公共通信インフラストラクチャのデジタル化が完成する年だったからだ。それに先立ち、私たちの生活には、インターネットによる大きな変化が訪れていた。コンピュータの発展とコンピュータを含んだ電子機器の発展は私たちの生活に大きく急速な変化をもたらし、これらがグローバルに相互に接続されるインターネットの環境は、デジタルデータの産み出す新しいグローバル情報社会を形成した。

　その2011年。3月11日の東日本大震災のときにはほとんどの人が携帯電話によってインターネットを利用していて、その内の三分の一を超える人がスマートフォンを通じて日常的にインターネットに参加していた。スマートフォンや携帯電話デバイスは、その高度な必要性から毎日利用者によって充電されていた。また、そのためのモバイル通信インフラの基地局には3時間の予備電池が整備されていた。こうして、震災直後の停電下でも世界とのコミュニケーションを利用できた人が多い。国際社会における基幹報道の一次情報源は人の発信したSNSのつぶやきだった。人はインターネットに参加していることで、個人のメッセージを自由に世界で交換でき、必要な情報にアクセスができ、交通や放射線などの様々なセンサーによるIoT（Internet of Things）による世界のデータを利用でき、その膨大なデータを分析できるビッグデータシステムが有効に機能した。「完全デジタル化」の到来は、「インターネット前提社会」のイメージを確立し、データの利用や計算量などの制限にとらわれない、理想の情報社会を議論する基盤が整った。

3. 情報技術による価値創造

　情報がデジタル化され、そのデジタルデータが自由にかつグローバルに共有され、すべての人が参加できるインターネット前提社会においては、人の健康を増進し保つための全く新しい環境を確立することができる。これに挑戦するのが健康情報プラットフォームラボとライフクラウドコンソーシアムの使命である。

　SFCでは1990年代の半ばに少し変わった研究に取り組んでいた。雨量の測定を多数の自動車のワイパーの動きによって行うというコンセプトを実現するための研究である。雨、特に雨の降り始めの正確な計測は難しい。雨量測定は極めて狭い領域の実際の単位時間の雨量か、そこで検知される雨音などを測定する機器によって行われる。この研究のための実験は、車の運転手がフロントグラスに雨滴が着くとワイパーを稼働し、さらに、雨量に応じてワイパーの強弱を調整することをデータとして収集し、これを元に雨量を測定するというものであった。この研究は当初は全く理解されなかった。人の感覚から発生するワイパーへの指示に対する情報としての信頼性、雨量に伴う位置情報の獲得、その情報の収集や計算。どれをとっても現実味のない技術だった。しかし、携帯オペレータとのパケット交換の実験の開始、高度（で高価）な位置情報検出機器の導入、そして、計算量に挑戦する大規模分散コンピューターの利用などを組み合わせ、名古屋地区での1,000台を超す複数のタクシー会社でのフィールド実験を行うことができた。

　結果は想定をはるかに上回るものだった。詳細な初期雨量のマップは、タクシーの配車に直接貢献し、プロの運転手の経路判断は都市の抜け道と渋滞を詳細に表現し、急ブレーキの判断はABS稼働の位置の統計から、滑りや

すい交差点をたちまち特定した。

　運転手という個人の感覚と操作をデータ化し、集積し、分析することの新しい価値と可能性が認識された。当初は理解されなかったこの成果は、実験によって結果が出て、気象情報や交通の当局の専門家も加わり高く評価された。もちろん利益に結びつくタクシー会社にも高く評価された。これらの成果を世界各国の学会で披露すると、次のような質問を頂いた。「私の運転を車の位置と結びつけるのですね？　私の車の位置は妻に知ってほしくないのだけどどうすればいいですか？」個人データのプライバシーや匿名化との厳しい戦いも同時に始まった。

　あれから20年近くの時を経て、インターネットの環境は全く様変わりした。パケットデータの通信速度は三桁の高速化を遂げ、ほぼ全国をカバーし、しかも安価になった。モバイル通信デバイスの普及率は人口比で100%を超え、コモディティ化したデバイスのすべてには、位置情報機能が搭載されている。スマートフォンのデバイスは年々高度化し、スマートフォンの通信網を利用してインターネットに直接間接に接続されるウェアラブルデバイスは、人間のより詳細で広い守備範囲の測定と感覚とのコミュニケーションを実現し始めた。様々なデジタルデータとともに、これらの個人に関わるデータをまとめて計算し分析する膨大な計算処理は、インターネット上に分散した計算機資源を上手に連結して行うクラウドコンピューティングのサービスも実現した。

　一人の人の生命体が母親の胎内に宿り、一生を全うし、その最後を遂げるまで、約100年。そのデータが適切に処理され保存され、健康な生活に貢献し、病との闘いを助けるための環境を創るための準備は整った。80億の世界人口のすべての健康データが統計処理されることを前提としたシステムをデザインできるようになった。個人の健康を基盤とした総合的なシステムがあれば、そこに住む一人ひとりの健康を意識した社会のあらゆる仕組みのデザインに大きな貢献をすることになる。

4. 人の一生を軸にした仕組みをつくる

　私たちの目指す環境を実現するためには、オープンなインターネットを前提に、安全に個人の健康情報を扱う基盤が必要となる。生命の誕生からたどれば、母子手帳の情報、健康診断の情報、お薬手帳の情報、病気に関わる医療情報などがほぼ独立したシステムとしてデジタル化が進んでいる。また人の健康の基礎情報となる気候などの自然環境情報、空気の汚染などの人工環境情報、運動、食、精神生活に関わる就学、就業、家庭などのライフイベントの情報など、記録や保存が充分でない上に、記録や保存の役割分担が多岐に渡っていて統合的に扱うことができない情報もある。

　ライフクラウドの考え方の第一歩は個人の抽象化である。人をデータ構造の中心として、生命の誕生から死、そして、その後の未来の保存を含め、時系列的な、つまり、時の流れに応じたデータを保存する仕組みを創る。この仕組が、ライフクラウドシステムの基本構造で、本システムでの人の新しい抽象化となる。

　母子手帳のような生前の情報から、健康関連の情報、生活の情報などは、ハイパーリンクなどの間接情報などのデータ構造を用いて、検索、アクセスが可能となる。データそのものはどこにあっても利用可能なのがクラウドコンピューティングである。ここに人の一生の時限に加えて、誕生前、死後を含めた情報の体系化に個人識別子からの連結ができる。インターネット上の個人識別子は、現状では URI（Uniform Resource Identifier）つまり、ドメイン名を含む識別子や電子メールアドレスが用いられているが、やがてマイナンバーやゲノム情報などと結びつき、より正確で、より有用なものに発展する。

　さて、このように体系化された個人の健康に関連した情報は、個人を軸に、時系列に整理することができる。運動や食、生活や環境の状態は、時空間、すなわち、正確なタイムスタンプと関連する地理的位置情報などと結びつけた情報と連結して格納することができる。ライフクラウドのメタデータであ

る。これらにより、公共のオープンデータによる情報など発展し続ける社会全体の情報と結びつけて利用することができる。

このような体系の個人に結びついた情報の所有権と管理責任は基本的に個人に帰着する。個人は自分のライフログに関連した情報を断面的に評価するだけでなく、時系列のメタデータをバックグラウンドとした有用なロケーションを常に得ることができるようになる。

次に、これらの情報は必要な処理と必要なレベルの匿名化を経て、集合的に連結し、統計処理を行うことができる。この集合の構成方法は多様で、究極的にはグローバルな健康や医療に関する基本的な情報プラットフォームとなる。

5. 理想の共有から始まる開発

医療分野では、そのリスクとの対立で情報化がなかなか進まないことが知られている。順調に稼働している社会システムの発展は、発展に向けた改善のステップによってデザインされる。このようなインクリメンタル（斬増的）なステップは、慎重な現状の分析、課題の発見、改善の設計、改善成果の予想、改善リスクの抽出などを総合的に分析して進められる。リスクは事前に分析され、回避される。稼働中のシステムを、安全な新しいシステムへ移行する際は以上のようなプロセスで進められる。多くの稼働中のシステムの改善は、リスクを回避しながら効率をあげるこうしたアプローチが正しい。

ただ、こうしたアプローチは、リスクが過大評価されると前進しない。既存の社会システムの情報化では一般にこの傾向がある。今までうまく動いていたシステムにコンピュータとネットワークによった情報化を導入すると、作業の前提が根本的に変化する場合が多く、リスクの分析が困難となり、リスクが過大評価されることがある。過大評価されたリスクを回避するために情報化の速度が鈍る。このような傾向は安全性や安定性を重視する領域では多く見られる。

一方、理想を追求する新しい概念に基づいたシステムの構築は、出発点と

なる可動システムが無いので、理想のコンセプトを定め、それに向けた開発を行うことになる。

インターネットの発展は、グローバルな国境がなく、AAA（Authentication, Authorization, Accounting）と呼ばれる、課金や認証、承認の仕組みを一切省いたデジタルコミュニケーションの理想論の共有から開始されている。課金の仕組みが組み込まれていない通信システムが、社会に展開できるわけがない。既存の通信システムとの住み分けができるわけはない。

理想論とはこのような課題やリスクの解決から始めるのではなく、理想論を共有し、開発を進めることになった。既存のアナログコミュニケーション技術の上に仮設したインターネットの環境は、デジタル技術の発展とともに理想の環境を提案し、その検証ができてから、インターネットのために理想的な新しいコミュニケーション技術の開発が開始された。こうして進められたインターネット環境の推進は、技術面だけでなく、サービスモデルやビジネスモデルにも変革を与えるために社会的な変化や損出も大きく、多様な抵抗とともに推進された。つまり、提案されている理念が多角的に検証され、そこに到達するプロセスの構築として進められることが、理想を追求する新しいシステムの構築には必要となる。

健康や医療という安心と安全をめざすライフクラウドシステムおよびプラットフォームのデザインは、高い理想と、慎重なリスク分析と解決の合成で進める必要がある。そのためには、理想の共有が重要である。インターネットの発展と同様に、健康と医療の情報化の一つのアプローチとして、理想を共有し、できることから取り組む必要がある。それは上に述べたように、多くの情報化はインクリメンタルに開始され、リスクが過大評価され、発展が躊躇されているからである。そこで、ライフクラウドシステムの構築には理想の共有を基盤にして、検証をきめ細かく進めるアプローチが必要である。一方、極めて高いレベルの安心と安全に関するリスクの分析と議論も同時に必要となる。このプロセスには人の健康にかかわるあらゆる専門家のステークホルダーが参加する必要がある。そのために、オープンにこれらのマルチステークホルダーの参加を可能とする研究コンソーシアムが有効となる。

こうした経緯から、2012年4月に慶應義塾大学SFC研究所において、産官学の関係者および医療関係者等を中心とした研究組織である「健康情報プラットフォームラボ」ならびに、共同開発プロジェクトの母体となる「ライフクラウド研究コンソーシアム」を発足させ、健康情報プラットフォームのアーキテクチャや持続継続性、医療現場の現状、個人情報の取り扱いなどについて議論してきた。本書はコンソーシアムにおいて、民間企業や国・地方公共団体の方々と議論してきた内容を総括するものとして、医療情報，個人情報、コミュニティヘルスや医療現場の専門的立場にある者が筆を執った。

6. 本書の構成

　これまで慶應義塾大学健康情報プラットフォームラボとライフクラウド研究コンソーシアムで議論してきた概念や論点を整理し、これからの健康情報プラットフォームの方向性を示すことが、本書の目的である。私たちのラボとコンソーシアムの合同勉強会の場でプレゼンテーションをしてくださった方々の貴重なお話を素材に、各メンバーがそれぞれの角度や切り口で考察を深め、次のような分担で執筆を行った。

　　序　章　ライフクラウドの時代がやってきた（村井）
　　第1章　「健康情報プラットフォーム」が生み出す価値（秋山）
　　第2章　健康情報をめぐる海外の動向と政策・ガバナンスの課題（内山）
　　第3章　プラットフォーム設計の思想（中澤）
　　第4章　ステークホルダーの役割とインセンティブの設計（本田）
　　第5章　あなたの健康を支える情報とプラットフォーム（當仲）
　　第6章　地域包括ケアとプラットフォーム（秋山）
　　第7章　医療・健康分野におけるパーソナルデータの利活用促進のための
　　　　　　新たな法的枠組み（新保）
　　第8章　健康情報プラットフォームの未来（村井・秋山・中澤・當仲・新
　　　　　　保・本田）

まずこの第1章では、本書の中心的テーマである「健康情報プラットフォーム」およびそれが生み出す価値とは何かを定義する。今日なぜプラットフォームという考え方が重要なのか、また成熟社会において「健康」をどう捉えるべきかを提示する。

　続く第2章では、海外および日本において健康・医療情報システムがどのように発展してきたのか、システムの運用体制はどのように変化してきたのかを概観する。今後、我が国においても根拠に基づく健康政策（Evidence Based Health Policy）は重要であり、そのために進むべき方向性や課題を提示する。

　それを踏まえて第3章では、健康情報プラットフォームの中の情報技術の設計について解説する。利用者が安心して恩恵を享受するための健康情報プラットフォームのユースケースや二次利用、ディペンダビリティといった重要な概念を解説する。

　第4章では、プラットフォームの運営主体や参加主体といったステークホルダーの関係性および参加のインセンティブ設計について、海外や国内の事例を提示しながら考察する。

　第5章は、健康情報プラットフォームが個々の健康の回復・維持増進という価値を生み出すためにはどうあるべきか、より多くの人がそれを利用するにはどうしたらいいかを論じる。人が人を理解し、自分を理解し、個々が生き生きと生きるための健康情報プラットフォーム設計を目指すヒントを示していく。

　第6章は、高齢社会を支えるプラットフォームについて考察する。地域包括ケア時代のプラットフォームのつくり方を、各地の事例とともに示していく。

　第7章は情報の保護と利用のバランスを巡る法的な問題を解説する。保護すべき個人情報は適切に保護しながらも、パーソナルデータを利用することで生まれる価値をどう最大化していくのかという法的課題に切り込む。

　そして終章は、健康情報プラットフォームの未来についてどのような方向性を提示できるか、本書の著者で行った議論（座談会）を収録した。

各章においては、私たちのグループで実証を重ねてきた「神奈川マイカルテ」や、研究会で発表された各地の健康情報や医療・介護情報のプラットフォームなど、最新の事例も紹介している。こうした事例から帰納的に導き出した概念は、まだまだ発展途上であり、さらなる考察や検証を積み重ねる必要があると思っている。本書が今後の研究および実践の進化・深化に寄与することを願っている。

7. おわりに

　人を中心とした健康と医療に関連した情報化の総合的なモデルは、様々な課題との関連で発展すべき分野である。それと同時に、グローバルに展開する分散システムとしての情報システムは、人の新たな抽象化に基づいた人類にとっての新しい未来社会の創造でもある。

第 1 章
「健康情報プラットフォーム」が生み出す価値

秋山美紀

❖本章の概要❖

　本章では、本書のテーマである「健康情報プラットフォーム」の本質的な部分を論じていきたい。前半では、なぜ「プラットフォーム」という考え方が重要なのかを、社会的な背景も整理しながら提示する。続いて今日の社会において「健康」をどう捉えるべきかを示していく。「健康」とは個人にとっては自分らしく毎日を生きるための資源であり手段であるが、同時にそれは社会全体にとっても大きなメリットをもたらすものである。一方で、治らない疾患を抱えた人や喪失を経験した人も、できる限り人生を前向きに、自分なりの「健康状態」を保って生きていくことは、超高齢社会において重要なテーマとなっている。私たちの関心は、一人ひとりの健康の実現、そして、社会全体の健康の実現のために、様々な情報をどう有機的に活用していけるかにある。

1. はじめに——「健康情報プラットフォーム」とは何か

　私たちが日常の中で意識的・無意識的に生み出している様々な情報が、自分自身や自分と関わりのある人のみならず、関わりのない第三者、そして社会全体にも価値を生み出しうる。これが今日の進化した情報社会の特徴であ

ろう。背景には、インターネット等の社会基盤が整い、センサ技術なども進化し、携帯情報端末はもちろん家電や自動車などあらゆるモノとモノ、モノと人、人と人とのコミュニケーションが可能になったこと、そして、コンピュータの処理速度が飛躍的に上がり、従来は活用できなかったようなデータを短時間に解析して利用できるようになったことがある。食事や移動、購買など人々が日常生活で生み出している様々な情報を、蓄積し、解析し、結びつけることで、新たな知が生み出されている。これが、序章でも述べた「ライフクラウド」時代の特徴である。

情報が生み出す果実を得るのは、もちろん営利企業だけではない。本書では、一人ひとりの市民、そして社会全体にこそ、この果実がもたらされるべきだと考える。こうした問題意識のもと、本書は、情報を活用することによって「一人ひとりが、そして社会が、健康で幸せになる」という価値に焦点を絞り、それを実現するための仕組みである「健康情報プラットフォーム」を論じていく。

はじめに、中心テーマである「健康情報プラットフォーム」とは何かを定義しておくべきだろう。本書においては、「様々な情報を蓄積する機能と、ヒト・モノ・コトをつなげる機能とを持ち、それらが相互作用をして、健康という価値を生み出す基盤となる仕組み」を「健康情報プラットフォーム」と定義する。狭義のIT（情報技術）に限定せず、リアルな相互作用や価値創造といった要素も加味した総体としての仕組みを、「プラットフォーム」と捉えることとする。なぜ、このような定義を用いるのか、まずは慶應義塾大学湘南藤沢キャンパス（以下SFC）におけるプラットフォーム研究の蓄積から振り返っていきたい。

2. 「プラットフォーム」がなぜ重要なのか？

「プラットフォーム」という語は、ここ10年程の間にずいぶんと社会に浸透した感がある。しかし、その語が指し示すものは分野によっても異なり、定義も数多くあり、いまだに混沌としている。そのような中、私たちの

「健康情報プラットフォームラボ」（代表 村井純）に先行して、慶應義塾大学SFC研究所に設立された「プラットフォームデザインラボ」（代表 國領二郎）では、商取引、地域活性化、医療など様々な分野で構築・運用されているプラットフォームの事例から、帰納的にプラットフォームの設計要素を抽出している。國領ら（2011）は、プラットフォームが課す「制約」に注目しながら、プラットフォームを「多様な主体が協働する際に、協働を促進するコミュニケーションの基盤となる道具や仕組み」と定義している[10]。制約があるからこそ、協働（コラボレーション）が誘発されるというプラットフォームの機能に主眼を置いた定義である。

　そもそも「プラットフォーム」とは、平らな台や壇など共通の足場を意味する語である。古くから人々に馴染み深いのは、行き先の異なる電車が行き交い様々な人や貨物が出会う場である駅のプラットフォームだろう。今日、「人がモノやコトと出会う場」といった意味にプラットフォームが用いられる所以である。一方、自動車産業では、好みのボディやパーツを載せられる共通の車台をプラットフォームと呼ぶなど、製造業や流通業などの産業界では「共通基盤」という意味でこの語が用いられていた。また、米国では大統領選挙の際に、各党の政策綱領をプラットフォームと呼んでいる。各党の支持者らが目的に向けて団結する際に共有する原則や基盤となる考えという意味である。

　このように様々な場面で用いられるプラットフォームという言葉であるが、コンピュータの世界では、1980年代以降、情報システムのオープン化が進むようになってから一気にプラットフォームという言葉が広まった。特にパーソナルコンピュータ（PC）の世界では、基本ソフトウェアであるOSを間に挟むことで、どんなハードウェアの上でもプログラムが動くようになり、WindowsというOSをターゲットに、多くのPC機器とソフトウェアの開発が進み、それらが消費者のPC上で自由に組み合わされる時代が到来した。特に1995年の「Windows 95」発売以降は、消費者のPCがインターネットにつながるようになり、さらに様々なアプリケーションやサービスがOSというプラットフォーム上で出会い、またOSはCPUをはじめとするハ

ードウェアのアーキテクチャというプラットフォーム上で進化しながら、全体のエコシステム（生態系）が発展してきた。自然界の「生態系」が異質な構成要素によって良好な環境を維持させているように、基盤層からサービス層までの開発者、ベンダー、サードパーティー、ユーザー等が有機的に結びつき、協力・協業しながら、共存共栄のエコシステムをつくることで、全体としてのパイを大きくしてきたのである[10]。

　このようにインターネットの存在こそが、今日のあらゆるプラットフォームの存在感の高まりに寄与していることは間違いないだろう。インターネットがなければ、SNSも、地域のヘルスケアの連携もこれほどまでに発展していないと言って過言ではない。逆に世界中のすべてのものをつないでしまうインターネットの上で、何らかの秩序やルールをつくり出そうとするのが、プラットフォームであると言った方がしっくりくる。インターネットが自由でオープンだからこそ、そこに何かしらの制約を課すプラットフォームが必要とされているのである。

　コンピュータ業界など一部の世界ではよく使われるようになった「プラットフォーム」という語は、まだ社会全体に浸透しているわけではない。例えば、我が国の保健医療分野の情報化政策の文脈でこれまで頻繁に登場してきたのは、「IT化」「ICT化」「ネットワーク化」といった言葉であり、保健医療従事者に「プラットフォーム」という語はまだ馴染みがない。IT化やICT化とは、IT(Information Technology＝情報技術)あるいはICT(Information Communication Technology＝情報通信技術)の利用を推進することで、ネットワークがつながり、効率的な情報活用や連携が推進できるといった主旨であり、そこには情報技術に対する過大とも言える期待が込められている。しかしながら、単にネットワークをつなぐこと、ITを入れることでコミュニケーションや協働が起きるわけではないことは、読者の多くも経験から実感しているのではないだろうか。真の価値創造に主眼を置くと、IT化やネットワーク化を進めるという視点だけでは不十分であり、そこに起きる参加者間あるいは情報と参加者との相互作用や、そこに参加するインセンティブまでを設計変数に含めた「プラットフォーム」という視点が必要になる。

プラットフォームには、これまで関係のなかった多様な主体（人、モノ、コト）の相互作用つまりコミュニケーションを促すとともに、それらのかかわり合いのプロセス（プロトコルやルール）を規定するという側面がある。人がそこに参加して安心してコミュニケーションをするのは、一定の制約やルールに基づく秩序や信頼があるからこそである。すなわち、他の参加者への信頼、あるいはプラットフォーム運営者への信頼を担保する仕掛けや、参加するインセンティブが必要になる。例えば、Facebook等のソーシャルメディアは、友達の紹介や承認というプロセス、よそ者を排除できる仕組みがあるからこそ、安心してコミュニケーションできるという側面がある。楽天やアマゾンといった購買のプラットフォームにおいても、出店者の評判あるいは決済に対する信頼のメカニズムが内在するからこそ、トランザクションという行為が行われると言える。

　ヘルスケアの分野においても、同じことが言える。例えば、医療情報のプラットフォームとして知名度のある、EHR（Electric Health Record：電子健康記録）という仕組みがある。詳しい説明は続く第2章に譲るが、インターネットを前提に、施設間の情報共有を可能にする相互運用性や情報セキュリティに関するルールや制約、仕組みが備わってこそ初めて、EHRは患者情報を共有する連携のプラットフォームとなりうる。さらに活発に利用されるためには、運営主体、参加主体の相互信頼、参加するインセンティブといった要素が不可欠になる。

　同様に、患者をつなぐプラットフォームも、プライバシー保護はもちろん誹謗中傷や荒らし（ネット上での無意味な書き込みや非常識な行為）が起きないような設計および運営上の細やかな配慮や仕組み、そして運営主体や参加者への信頼のメカニズムが備わっているからこそ、コミュニケーションが活発に行われるわけである。このように、様々な変数を考慮に入れながら設計をすることにより、プラットフォームは人、モノ、コトをつなげ、そこで相互作用を誘発し、そこから大きな価値を生み出すことができる。

3. 設計の際に考慮すべきこと

　前述の國領らは、プラットフォーム上で異なる主体が乗数的に増加し、つながって相互作用を起こしていく中で、意図しない「創発」が生まれることにも注目している。創発とは、生物学、組織論、情報工学など多岐の分野で用いられている概念で、一般的に、「あるシステムにおいて、その部分の総和とは異なる性質、特徴が、システム全体として現れる現象」と定義されている[10)][17)]。システムの複雑性が高まるほど、どのような創発が起こるかは予測困難になり、操作することも困難になる。ここでいうシステムとは、狭義の情報システムに限らない。創発は、社会システムにおいても生じうる。一人一人の能力や性質に還元できない社会システム全体としての能力や性質が現れるとき、それは創発という現象になる。情報のプラットフォームでつながった主体によるコミュニケーションという相互作用が、実社会のシステムと相互作用を起こして創発を生んだ例には、中東で起きたFacebook革命や、東日本大震災時の支援の絆の広がりなどがある。

　本書では、プラットフォーム上で生じる、このような創発的な価値にも注目したい。「創発的価値」とは、様々なプラットフォームに参加する主体がそれを利用することで、自身の便益や満足を得ながら、さらに当初は予測できなかったような付加価値が生まれることを言う。創発的価値は予測不可能ではあるが、プラットフォームを設計する際、このような価値創造を視野に入れておくことは重要であると私たちは考えている。

　協働を促進するプラットフォームの変数として、國領ら（2011）は、①コミュニケーションパターンの設計、②役割の設計、③インセンティブ設計、④信頼形成メカニズムの設計、⑤参加者の内部変化のマネジメントの5つを挙げている（図1-1）。

　①のコミュケーションのパターンとは、プラットフォームの参加者間やそこで扱われるモノ、行為がどのようにつながるのかを情報の経路の側面から

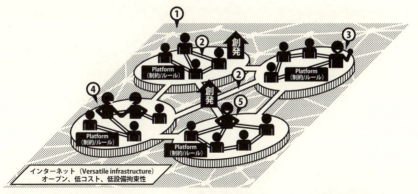

図1-1 プラットフォームを設計する際に検討すべき要素
(國領ら2011を筆者一部改変)

設計することである。情報通信ネットワークのトポロジー(接続形態)やオープン性といった構造のみならず、対面コミュニケーションや電話など旧来からあるメディアも含めたコミュニケーションの全体構造が考慮されるべきだと主張する。

②の役割の設計とは、プラットフォームの設置・運営者は誰か、参加者はどんな範囲の人なのか、その中の役割分担はどうなっているのかということであるが、それとは別に、複数のプラットフォーム間の役割分担に関することも含まれる。異なった役割の複数のプラットフォームが組み合わさって機能を果たすこともあり、そこも考慮する必要がある。

③のインセンティブ設計は、参加する誘因をどうつくるかであり、ここには金銭的・経済的なものも、参加者の精神的満足のように金銭に換算できないものも含まれる。プラットフォーム上で参加する者が活発にインタラクションを行うには、個人にとっての何らかのメリットがなければならない。

④の信頼は、人間同士が協働する際に不可欠な要素であるが、健康や医療の情報を扱う上ではことさら重要である。プラットフォームの運営者への信

頼、そしてプラットフォームの参加者間の信頼をどう形成するのかは大きな課題である。

さらに、プラットフォームが現れ、そこに参加することによって、参加者自身にも必ず何かしらの変化がある。それを考慮するのが⑤の参加者の内部変化のマネジメントである。業務のプロセスが変化したり、参加者間の関係性が変化したりといったことである。健康情報プラットフォームは、医療を提供する側の持っている情報と、患者自身が持っている情報との間に格差がある状態、すなわち「情報の非対称性」を小さくしていく可能性、さらに個人が自分の健康に関してコントロールを獲得するという「エンパワーメント」という内部変化を起こす可能性を秘めている。

これらの要素が考慮されずに設計されたプラットフォームは参加者が少なかったり誰も使わなくなったりという問題が起きる一方、うまく考慮しながら総体としてのプラットフォームを設計できれば、部分の総和を超えた価値や創発が生まれるだろう。

この理論は経験的な事例から帰納的に導きだされたものである。本書では、様々な健康情報プラットフォームについて考察しながら、この理論の妥当性も検討したい。

4. 健康という価値創造のために

私たちの大きな関心事は、国民一人ひとりの健康の実現、そして、会社や地域コミュニティ、社会全体の健康の実現のために、様々な情報をどう有機的に活用していけるのかということである。私たちが考える「健康」とは、それ自体が目的というよりは、自分らしく幸せな状態で毎日を生きるための資源であり手段である。人が幸せに暮らすためには、お金があるだけでは不十分で、「健康である」ことも大切だと多くの人が当たり前に考えている。内閣府による国民生活選好度調査（平成23年度）でも、人々の幸福感を構成する要素として、「健康（62%）」が、「経済的ゆとり（62%）」、「家族関係（61%）」と並んで最上位となっている。このことからも「健康」という

言葉には、誰もが「私ごと」だと感じる力があることがうかがえる。

　健康で幸せだと感じる人が増えることは、社会にとっても大きな価値であり財産になる。健康は、経済学的には「正の外部性」を持った価値財と捉えることができる。外部性とは、ある経済主体の行動が市場取引を通さずに、第三者の効用や利益に影響するという性質である。「正の外部性」を持つ代表的な財としては義務教育がある。義務教育により一定の論理的思考と社会性を身につける人が多い社会では、将来の雇い主が負担する職業訓練等の費用は、そうでない社会に比べて少なくて済む。さらに犯罪が少なくなるなどの効果もあり、住民の生活上の安心感も高まる。健康という財も同様で、本人に喜びを与えるのみならず、社会の生産性向上への寄与が予想されるため、一定の正の外部性を伴うと考えられる。

　健康情報プラットフォームが、個人の健康という価値にとどまらず、社会全体の価値につながる可能性を示す一例として、以下の章でもたびたび登場するPHR（Personal Health Record）を見てみよう。PHRは、個人や患者自らが、生活の質の維持や向上を目的として、生涯にわたり健康・医療情報を蓄積し、自ら管理できる仕組みである。本人にとっては、自分の健康状態を把握することによる自発的な健康増進といった価値、あるいは大切な意思決定を支援するためのセカンドオピニオンを活用しやすくなるといった価値がもたらされる。つまりPHRは、人々が自らの健康をコントロールし改善するという動的なプロセス（これを「エンパワーメント」という）を促進する作用を持つ。同時に、生活習慣病予防を目指した健康管理が促進されることや、重複検査や重複処方による国民医療費の無駄を防ぐといった、社会全体にとっての効果やメリットも期待されている。特に、PHRと前述の地域の医療基盤であるEHRとが結びつくことで、将来世代のための健康維持増進や治療に関する知見や根拠も生み出しうる。この点は第2章や第4章でさらに掘り下げていく。

　世界一の高齢大国となった我が国では今、健康寿命の延伸が大きな課題となっている。要介護や寝たきりなど、いわゆる健康でない期間は、日本人男性は平均9年間、女性は平均13年間もある（厚生労働省 2014）。この期間を

なるべく短くするためには、自分の足で歩くことや栄養バランスの良いものを食べるといった健康的な生活習慣をどれだけ維持できるかどうかにかかっている。しかし健康行動は、単に情報や知識があれば継続するわけではない。正しい意思決定に情報が必要であることは言うまでもないが、実際の行動を起こすためには内発的な動機づけ、つまり「意欲」を生み出すことも不可欠になる。健康行動の動機付けについては第5章で解説するが、意欲を生むためには、人と人との相互作用、コミュニケーションも欠かせない。様々な社会疫学調査等で、健康行動を実践・継続するためには人のつながりが重要であることが分かってきているが、その「つながり」をつくるための仕掛けも考えていかなければならない。

　後期高齢者が急増し生産人口が激減する2025年には、元気な高齢者が「支える側」にまわらなければ、社会を維持するのは難しくなるであろう。これまで「支えられる側」と見なされていた者も、できる限り健康を維持しながら、自分にできることをしたり、何らかの社会的な役割を担っていくことが望まれている。社会的役割を持つことは、主観的健康感や幸福感、QOL（Quality of Life：生活の質）と関連していることも、様々な研究で明らかになりつつある。つまり役割づくりをすることや参加の場をつくることによって、個人をエンパワーし、健康にすることができるのである。

　地域にFace to Faceのつながりをつくるプラットフォームと、ITのプラットフォームとは、一見異質であるように見えながら、どちらも多様な主体をつなげ、コミュニケーションという相互作用をつくり、そこから何かしらの価値を生み出そうとしている点で共通している。実際、私たち慶應義塾大学健康情報プラットフォームラボが主催する研究会で講演してくださった各地の実践者たちも、Face to Faceの人のつながりの基盤づくりと、ITを用いたコミュニケーションや情報共有の仕組みづくりとを組み合わせて、総体としてのプラットフォームを構築していた。プラットフォーム上で多様な主体の協働がもたらされることによって、地域住民の健康のみならず地域の活性化という大きな価値が生み出されている事例もあった。

　当然のことであるが、地域住民の健康や命を守るためには、多職種が集ま

る事例検討会や勉強会のような「対面」を基本にした公式・非公式なコミュニケーション、各職種による計画書、指示書、報告書といった紙媒体を用いた非対面のコミュニケーションなど、様々な方法を考慮する必要がある。多様な主体が予防やケアという営みに関わっており、そこから生まれる情報の価値はすべて、当事者に還元されうるものである。ゆえに、健康情報プラットフォームを設計する際は、個人を取り巻く多様な主体のコミュニケーションの総体を捉え、リアルな相互作用が活発化するような方策が求められるのである。

5. 成熟社会の健康とパラダイムシフト

超高齢化社会を迎えた今、住み慣れた場所でできる限り長く生活をしていくための体制整備が急がれている。地域包括ケアについては第6章で改めて詳説するが、ケアの場の中心が病院から「住まい」へとシフトしていく中で、ヘルスケア分野にはパラダイムシフトとも言える顕著な変化が進行している（図1-2）。

第一の変化は、これまで完全に受益者として甘んじていた患者や家族、非専門家が、健康維持やケアの担い手として参加し役割を果たす機会の増大で

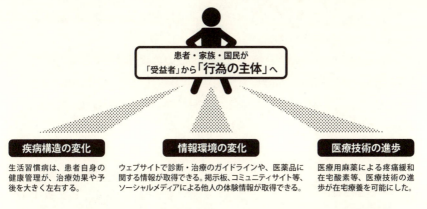

図1-2 「受益者」から「行為の主体」への変化を促す要因（筆者作成）

ある。この背景には、疾病構造の変化、医療技術と情報技術の進歩がある。

　生活習慣病など慢性疾患の増加に伴い、医療は病院という場で完結する「キュア（治療）中心型」から、在宅を起点に疾病の予防や状態のコントロールを重視する「ケア中心型」へ重点を移している。特に生活習慣病は、「セルフケア」つまり患者自身の健康管理が治療効果や予後を大きく左右することから、主体的な行為者として患者自身の役割がより大きくなる。今日、服薬、血圧や血糖値などの記録をつけて、自身の健康状態を管理している人は非常に多い。

　また、在宅医療の場面においては、ケアの担い手としての介護者や家族の役割も大きくなっている。かつては病院でしかできなかった医療が在宅で可能になったのは、在宅酸素療法や在宅栄養管理、医療用麻薬を用いた疼痛緩和といった医療技術の進歩によるところが大きい。在宅では、訪問診療を行う医師や訪問看護師らとともに、介護ヘルパーや家族も、持続点滴や人口呼吸器の管理、痰の吸引などを行うこともある。食事や排泄の記録をはじめ、日々のケアの要を家族や介護者が担っていることは当たり前になっている。

　このように、患者本人や家族が、必要な情報を医療者と共有しながら、治療やケアの担い手として共同作業を行うのが、今日の医療の姿である。

　第二に、専門的ケアを提供する側にも大きな変化が起きている。保健・医療・福祉といった従来の垣根を越えた専門家どうし、そして日常のケアを担う非専門家も含む数多くの人や組織が、以前にも増して、連携し協働をしていく機会が増大している。

　これは高齢化に即した医療制度と介護制度の再設計の中で、数次にわたる診療報酬や介護報酬の改定などによって進められた変化でもある。過去10年以上にわたり、病院の機能分化と在院日数の短縮が進められ、医療機関間あるいは医療と介護の「連携」が推進されてきたが、昨今の地域包括ケアの文脈では、サービスやシステムの「統合」という言葉も用いられるようになった。自治体などによる行政サービス、そして医療・介護サービスも、インフォーマルな資源が提供するものも含めて、地域内の多様な主体が切れ目のないよう協働していくことの必要性が言われるようになっている。そのため

には、効率的で効果的なコミュニケーション、つまり必要な情報をタイムリーにやりとりするための設計が鍵になる。

　ここで私たちが考える「健康」の概念をもう少し整理しておこう。世界保健機関（WHO）は1947年に、「健康とは身体的・精神的・社会的に完全に良好な状態であり、単に病気あるいは虚弱でないということではない（Health is a state of complete physical, mental and social well-being and not merely the absence of disease or infirmity）」と定義した。身体や精神（心）の状態のみならず、社会の中での状態、人とのつながりといった要素も含めた状態が「Health（健康）」なのだという定義は、当時は画期的なものであり、私たちも大いに納得できる。しかし国民の25％以上が高齢者で、さらにその半数近くが何かしら病気を抱えている今日、この「完全に良好な状態」という定義に当てはまる健康な人は少なくなってしまった。がん、高血圧、高脂血症など何らかの生活習慣病の因子や慢性疾患を抱える人、うつなど精神的に不安定な人、認知症、虚弱な高齢者も増えるなど、完全には治りにくい病気や症状を抱えながらも、残りの人生を生きていくことが当たり前になりつつある。日本に限らず多くの先進諸国で高齢化が進む中、有名な医学誌『British Medical Journal』でも、上述のWHOの健康の概念を再定義する必要があると論じられている[16]。

　確かに「健康」は私たちの生活を支える資本である。健康だからこそ日々働いて収入を得ることができるとも言える。しかしどんなに健康に気をつけて過ごしていても、やがて年を取れば誰もが身体機能や認知機能を喪失していく。そしてすべての人の命には"終わり"がやって来る。多くの人が「ぴんぴんコロリ」と最期まで元気な状態のまま亡くなりたいと願っているが、実際そのように逝ける人はそれほど多くない。

　自分や家族が完治できない病気にかかったり、持っていた機能を喪失するという体験をする人は、社会が高齢化すればするほど増加する。そうなったときに、自分はもう健康ではないからと人生をあきらめるのではなく、治らない疾患とともに、できる限り人生を前向きに幸せな気持ちで生きていくことも大切になってくる。人は喪失を経験し悲嘆する一方で「乗り越える力」

すなわち「適応力」も持っている。人生を考えなおす中で、今、持っているものを再度見直し、自分自身の人生を再構成化することで、再び前向きに生きていけるということは、高齢者や難病患者を多く支えてきた医療者や介護者も痛感していることである[11)][12)][13)]。

　また、がんなど治りにくい病気と闘っている人がソーシャルメディアやブログで発信する情報が、他の人を勇気づけるということも、今日頻繁に起きていることである。実際、ほとんどの人は「健康」か「病気」かという二分法では捉えにくい状態にあり、最近では、病気の手前の状態を指す「未病」という言葉も耳にするようになった。たとえ病気を患っていたとしても、日々変化する健康状態をコントロールしながら、社会の中で役割を果たすことは当たり前になっている。これまで社会が構築してきた「健康観」や、私たちがこれまで前提としてきた健康イメージを変えていくことも、今日の社会において求められている。

　「健康な状態」の実現を考える上では、身体的、精神的、社会的に良好な状態から一歩進めた、国際生活機能分類（ICF）の考え方が役に立つ。WHOの2001年の総会で採択されたICF（図1-3）は、もともと「障害」の分類から発展したモデルだが、心身機能の喪失や構造の欠陥という障害があることが社会的に不利に作用するという、かつての一方向のモデルとは全く異なる新しい考え方を示している[6)][7)]。

　図の上部の生活機能には、「心身機能・身体構造」、「活動」、「参加」という要素が双方向の矢印で作用しあっている。「心身機能・身体構造」は手足の動き、精神の働き、視覚や聴覚、臓器など、「生物レベル」で生きることを捉えた要素である。「活動」とは、食事をつくったり掃除をしたり電車に乗って出かけたりするといった、「生活レベル」の生きることを捉えた要素である。「参加」とは、社会参加のみならず、職場や家庭での役割を果たすといった、「人生レベル」の生きることを含んでいる。「心身機能」が「活動」や「参加」に影響を与えるだけでなく、「活動」や「参加」が制限されたり促進されたりすることで「心身機能」が低下したり改善したりすることもあるというような双方向性の作用が示されている。私たちの周囲を見渡し

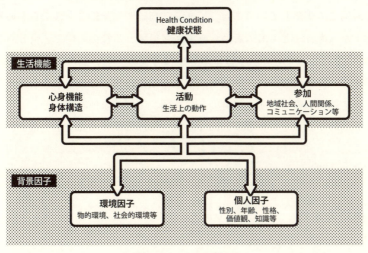

図 1-3 ICF モデル

（WHO、厚生労働省「国際生活機能分類－国際障害分類改訂版」（日本語版）より一部修正して転載）

ても、参加の場や活動の機会を失ったことにより、身体機能が低下したり心の健康を害してしまったりという事例は枚挙にいとまがない。反対に、活動や参加の場ができたことで、心身ともに元気になられた人たちも、大勢見てきた。

さらにこのモデルは、下段に背景因子として「環境因子」や「個人因子」があり、これらが生活機能と相互作用を起こすという多元的なものである。つまり、「環境因子を変えることで、人の活動や参加、健康状態は変えることができる」という可能性も示しているのである。例えば、「障害者にやさしいまちづくり」のように環境を変えることで、どんな人でも地域活動に参加することが可能になり、それによって心身の健康状態が良くなるといったことである。

高齢社会、成熟社会における「健康」とは、住民一人ひとりが人生の「当事者」として最期まで自分らしく生きていくための資源である。それは、身

体や精神等の「完全な状態」を目指すのではなく、「生活の全体像を捉え、失ったマイナス面よりも残されたプラス面を見ながら、その人らしい生き方を最期まで実現していくこと」である。高齢者も障害者も、治らない疾患を抱えた人も、子どもも若者も、誰もが包摂される社会の中で、自分らしい「健康」を維持していく。本書においては「健康」を、このようなものとして捉える。健康情報には、体温や血圧、心拍数に代表されるような身体の状態を表す情報のみならず、自身の心の状態、主観的な健康感、そして日々の活動の情報や、人とのつながりによる社会参加の情報もおのずと含まれることになる。それらすべてを、健康を実現するために、あるいは健康に関連する重要な情報として捉えていく。

6. 用語の定義

これまで、本書の中心的なテーマに関する用語のいくつかを説明してきたが、まだ登場していないキーワードについて、ここで簡単に解説しておこう。

(1) ライフログ（Life Log）

人が生活していく中で派生する様々な情報を画像・映像・音声・位置情報などのデジタルデータとして記録（Log）すること、あるいは記録自体のことを言う。日常生活を綴ったブログや食べた食事の写真のように本人等が手動で入力を行う記録もあれば、ウェアラブルデバイスやセンサ等を用いて本人がいる空間の画像あるいは位置情報といったデータを自動で記録するものもある。これらの記録（ログ）は、デバイスに保存されることもあれば、ネットワーク上のどこかの場所（クラウド）に保存されることもあり、他の情報と関連づけて分析することで、人の行動に関する傾向や特徴を把握することができる。これを発展させて、個々人の特性に合わせたサービスを生み出すことも期待される一方で、本人の意図しないライフログの利用については、プライバシー保護の観点からの懸念もある。ライフログは後述するパーソナルデータに含まれるものであり、利用についての議論は後を参照のこと。ま

た、歩数や血圧、心拍数など、個人の健康に関するライフログを可能にするウェアラブルデバイスについては、第3章でも紹介する。

(2) 個人情報

　我が国において個人情報は、個人情報保護法（平成15年5月公布、平成17年4月全面施行）第2条第1項で「生存者に関する特定の個人を識別することができる情報」と規定されている。しかし同法が成立してすでに10年以上が経過し、個人情報保護法が制定された当初は想定されなかったようなパーソナルデータ（後述）の利活用が可能となったことを踏まえ、「定義の明確化」「個人情報の適正な活用・流通の確保」「グローバル化への対応」等を目的として、平成27年9月に改正個人情報保護法が公布された。改正に伴い、平成28年1月1日より、個人情報保護法の所管が、消費者庁から個人情報保護委員会に移行された。また、改正個人情報保護法の全面施行時には、現在、各主務大臣が保有している個人情報保護法に関する勧告・命令等の権限が個人情報保護委員会に一元化されることとなった。次の用語と合わせて、第7章で解説する。

(3) パーソナルデータ

　上述の「個人情報」に限らず、位置情報や購買履歴など個人の行動・状態等に関する情報に代表される、個人識別性のない情報も含めてパーソナルデータと呼ぶ。欧米では、パーソナルデータを経営資源として企業の競争力向上に活用しようという動きが活発化しており、パーソナルデータの利活用を前提としたプライバシー保護に関する検討が進んでいる。一方、日本では取り組みが遅れていたが、2013年6月に閣議決定された「世界最先端IT国家創造宣言」（いわゆる新IT戦略）で具体策として筆頭に掲げられた「パーソナルデータの利用促進」を受け、内閣官房高度情報通信ネットワーク社会推進戦略本部（IT総合戦略本部）の下に「パーソナルデータに関する検討会」が設置された（第7章の執筆者の新保史生はその委員である）。そこでの議論をベースに「パーソナルデータの利活用に関する制度改正大綱」（以下パーソナ

ルデータ大綱）がまとめられ、2014年6月24日に公表された。これに伴い、平成27年9月に改正個人上保護法も公布された。個人情報およびパーソナルデータについては第7章で詳説する。

(4) 健康情報

健康に関するあらゆる情報を指す。食事や運動の記録、健康診断データのような個人の健康に関する記録もあれば、疫学的な研究成果のような健康に役立つ様々な根拠となる情報（エビデンス）も含まれる。個人の健康の記録は、当然ながら健康なときばかりでなく病気になったときに医療機関で検査した結果といった医療情報（次に解説する）も含む。英語のHealthcareという語は、医療や看護も包含する健康維持や健康管理を表す概念である。健康情報学という分野が、「健康や医療にかかわる情報の質、利用状況やその理解、行動や健康への影響を研究し、健康・医療に関する問題解決を支援する情報のあり方を追求する学問分野」[14]と定義されているように、健康情報とは医療情報も含む概念である。

(5) 医療情報

主に提供側の視点での「医療」に関する情報を指す。代表的なものは、カルテに記載される患者に関する診療情報である。一般に診療は、①患者の訴えを聞く→②実際に診察し、訴えを医学的に解釈する→③問題点を整理する→④事実を評価（診断）する→⑤問題点に基づいた検査を行う→⑥治療を行う、といったプロセスであるが、このすべての過程で情報が発生し、それらが記載されたものが診療録である[4) 8)]。また診療録が電子化されたものが電子カルテあるいはEMR（Electric Medical Record）である。診療録は、患者に関して診療上起きた出来事がすべて記載された完全な情報であるべきで、医療者が患者を継続的に治療する上で不可欠なものである。これは各患者のために書かれたもので、内容の大部分は各患者の個人情報である。同時に、病院・医師にとっては顧客情報であり貴重な財産とも考えられる。診療録の主たる利用目的は治療であるものの、個々の症例の積み重ねは、医学研究や

医学教育、公衆衛生や医療行政、法廷での証拠といった多様な目的に利用されることもある。医療情報および健康情報に関しては、続く第2章で、諸外国の動きとともに改めて整理する。

参考・引用文献

1) 秋山美紀「医薬品情報と患者エンパワーメント」第14回日本医薬品情報学会総会・学術大会記念誌、2011年、pp. 67-71.
2) 秋山美紀「地域医療からコミュニティヘルスへ──住民が役割を持てる仕掛けを考える」『病院』73-9, 2014年、pp. 692-686.
3) 秋山美紀『コミュニティヘルスのある社会へ──「つながり」が生み出す「いのち」の輪』岩波書店、2013年。
4) 秋山美紀「診療情報の電子化、情報共有と個人情報保護についての考察」慶應大学大学院政策・メディア研究科　総合政策学ワーキングペーパーシリーズ22号、2004年、pp. 1-22.
5) 猪飼周平『病院の世紀の理論』有斐閣、2010年。
6) 上田敏『ICF（国際生活機能分類）の理解と活用──人が「生きること」「生きることの困難（障害）」をどうとらえるか』きょうされん、2005年。
7) 大川弥生『介護保険サービスとリハビリテーション──ICFにたった自立支援の理念と技法』中央法規出版、2004年。
8) 開原成允、樋口範雄『医療の個人情報保護とセキュリティ──個人情報保護法とHIPAA法』有斐閣、2005年。
9) 厚生労働省「平成26年厚生労働白書」2014年。
10) 國領二郎＋プラットフォームデザインラボ（編著）『創発経営のプラットフォーム──協働の情報基盤づくり』日本経済新聞社、2011年。
11) 中島孝「災害の難病化とその中に見えた希望──逆トリアージ」『現代思想』39-7, 2011年、pp. 218-224.
12) 中島孝、川口有美子（聞き手）「QOLと緩和ケアの奪還」『現代思想』第36巻第2号、2008年、pp. 148-173.
13) 中野一司「在宅医療が日本を変える──キュアからケアへのパラダイムチェンジ」ナカノ会、2012年。
14) 中山健夫『健康・医療の情報を読み解く』丸善出版、2008年。
15) 広井良典『コミュニティを問い直す──つながり・都市・日本社会の未来』ちくま新書、2009年。
16) Huber, M. et al., "How should we define health?", *BMJ*, 2011, 343(4163), pp. 235-237.
17) Luisi, Pier Luigi, *The Emergence of Life: From Chemical Origins to Synthetic Biology*, Cambridge University Press, 2006.

第 2 章
健康情報をめぐる海外の動向と政策・ガバナンスの課題

内山映子

❖本章の概要❖

　パソコン、タブレット PC や携帯電話が情報端末としての機能を日進月歩で進化させていっているおかげで、今日、私たちはあらゆる情報を簡単かつ自由に取り寄せ、利用できるようになっている。しかし情報によっては、情報化することの是非や、情報を管理する団体がどこであるべきか、どのように管理運営されるべきかといった議論が続いているものもあり、分野や情報の内容によっては、利活用の自由度や、情報漏洩が生じた際に対する認識に差があることも事実である。医療分野は、取り扱う内容の機微さや分野の特殊性ゆえ、情報化の推進ではどの国も相応の慎重さと時間を要している。本章では、まず医療情報のデジタル化が健康情報まで至った経緯と、それぞれのシステムの特徴や関係を整理し、システムの高度化がもたらす新たな課題を論じる。それを踏まえ、健康情報の活用という世界共通の目的に向けたアプローチについて海外の事例を紹介した上で、我が国のアプローチに目をむけ、情報化推進の違いを生む政策やガバナンスのあり方について論じていく。

---

1. ヘルスケア分野の情報化の変遷

　医療の情報化の発展は、情報技術の進歩と密接にリンクしている。1970年代の医事会計システムや臨床検査システム等は、医療機関、それも病院の各部門の業務支援を目的として開発された。その後1980年代に登場したオーダリングシステム（オーダリングエントリシステム）は、診察室から処方や検査を発注（オーダ）する業務を支援するシステムで、オーダを受ける部門（薬剤部や臨床検査部）間で業務連携ができるような院内配線を敷設していたが、これも部門限定のごく少数の端末が接続した形のものであった[19)20)]。

　1990年代後半に登場したEMR（Electric Medical Record：電子化診療録、いわゆる電子カルテ）は、一つの医療機関内で発生する診療録および診療に関する諸記録を電子的に保存、管理、利用できる機能を有している。諸記録とは、処方せん、手術記録、看護記録、検査所見記録、エックス線写真、紹介状、退院した患者に係る入院期間中の診療経過の要約、その他の診療の過程で患者の身体状況、病状、治療等について作成、記録または保存された書類、画像等の記録がこれに相当するとされているが、情報の流通範囲は施設内に限定されている[1)]。

　EMRが一つの医療機関内に情報流通が限定されたシステムであるのに対し、流通範囲を複数の医療機関に拡大したシステムがEHR（Electric Health Record：電子健康記録）である。EMRがPC（パーソナルコンピュータ）の普及と性能の高度化に伴って誕生した一方で、EHRは通信ネットワーク、特にIP通信の普及と高度化に伴って拡大した。初期の施設間の通信は専用線接続が主流で、回線使用料も高額だったため、導入経費も非常に高額であった。患者の転院や退院によって交代していく患者の受診先は、通常同一地域の中にあるため「地域医療連携システム」とも呼ばれ、地域の病院同士の連携や病診連携を指向していたが、通信技術が発達したことによって、導入コストも次第に下がり、ネットワークの設計次第でより広域間での連携も実現可能となった。近年では国レベルの連携および共有を目指すEHRが国家プ

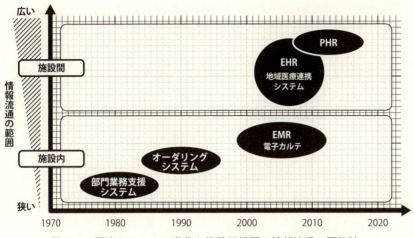

図 2-1 医療システムの進化と複数組織間の情報流通の可能性

ロジェクトとして整備されるまでになっており、「生涯カルテ」とも言われているようになっている[23]。

　一方、PHR（Personal Health Record）のブームはそれより遅れて到来した。PHRは個人が自らの健康に関する情報を作成・収集し、自己管理する電子健康情報システムである。EMRやEHRは「医療機関限定での情報流通」という前提で構築されてきたが、PHRは医療機関に加え、情報主体となる患者（個人）が利用している予防や介護福祉といった、あらゆるヘルスケア関係者を含んだ情報共有基盤を示している。近年、社会の高齢化や医療費高騰など、「国家予算における社会保障費の増大」という課題が世界各国で認識されるようになってきたため、世界各地で医療費抑制のための疾病予防のための方策や、個人の自己管理意識の啓発による健康寿命の延伸のニーズが高まっている。またEHRを用いて複数機関に分散した医療情報を統合する際には、情報主体である個人の同意を要するが、個人が自分の情報開示の可否判断ができるのであれば、登録情報の管理権も個人に与えるほうが齟齬を回避できる利点もある。PHRは、そのような社会ニーズから発生した現代の社会状況に即した情報プラットフォームと言える。ただEHRの中にも、情報流通の範囲を医療従事者に限定せず、情報主体である個人や家族、さ

表2-1 EMR、EHR、PHRの特徴の違い

名称（通称）	EMR（電子カルテ）		EHR（地域医療連携システム）	PHR
主たる利用者	診療所	病院	病院から診療所	個人
情報の共有範囲	診療所内限定	病院内限定	複数の医療機関（広域：地域レベルから国レベルまで）	医療や健康関連等、各種ヘルスケアサービス提供者、個人が許可した者
登録される情報	診療情報	診療情報	主に診療情報	EHRで登録される情報＋健康情報（個人が自身で登録する健康情報、診療情報を含む）
情報利用可能な場所	診療所内	病院内	EHR参加機関（基本的には個人が共有を許諾した相手）（および個人）	PHR参加機関および個人、個人が許諾した場所
同意取得	必ずしも必要ではない	必ずしも必要ではない	必要	医療機関等、組織からの情報提供には必要
同意の要不要の根拠	診療契約に含まれると考えられるため	診療契約に含まれると考えられるため	組織外への情報提供と位置づけられるため	上記の場合は「組織外への情報提供」と位置づけられるため

らには支援者も情報流通対象としているものがあることから、EHRとPHRの区別は必ずしも明確ではない。またEHR、PHRの定義も国や自治体などによって異なり、国際的にもまだ定まっていない[1]。ここまで述べた医療システムの進化と、それに伴う情報流通範囲の拡大を図2-1に、EMR、EHR、PHRの特徴の違いを試行的に整理した表を表2-1に示す。

2. ICTの普及がもたらす新たな価値と課題

1970年代の部門システム導入からPHRへ至る情報化の発展を見ていくと、

情報流通の規模が拡大していくに従って、新たな社会的価値が創出されていることが分かる。まず、部門業務支援システムやオーダリングシステムにより、診療業務が効率化し、安全性も向上した。その上、院内のあらゆる診療情報を電子化し保存したことで、「参照」と「共有」の機会増加という新たな価値が加わった。また、業務情報が患者個人の病歴、治療歴として再構成できるようになり、EMR に発展した。入力と保存が電子的な方法に変更されたことで、情報の転送が簡便化され、検索が容易になった。そして、ブロードバンドの普及によりオンラインのカンファレンスやコンサルテーションが実現可能になり、次第に簡便化していったことで、医学教育や自己学習のあり方が変わり、医療の質の向上に貢献した。

　個人の生涯にわたる診療情報を統合する EHR の推進は、国民一人ひとりにとっても、高齢化が進む社会にとっても、平均自立期間（誰かの支援を受けずに自立した生活を送れる期間）の延伸に寄与する可能性を秘めている。今日の診療は、過去の病歴や家族の発症歴を尋ねる際には患者への質問や問診票へ記載してもらっているが、人の記憶は必ずしも正確ではない。患者の記憶が不確かな場合や、何らかの事情で意図的に真実を伝えない場合、適切な対応が困難になる。EHR から過去の履歴を参照できるようになれば、こうした状況は改善できる。また私たちは東日本大震災の経験から、遠方での生活を突然余儀なくされる可能性が誰にでも起こりうることを知っている。日本の住民にとっての EHR は、大型震災への対応策の一つとも言えるだろう。さらに PHR であれば、自宅での血圧や日頃の活動量を登録しておくことも可能となるので、家庭血圧のように、医療機関とは異なる値が出ることが明らかなバイタル情報も活用できる。万一医療従事者が診療情報を登録しなかった場合でも、情報主体である個人が自ら登録可能である。このような健康情報や診療情報を統合、蓄積していく参加者数が増加し、例数が増えて分析できれば、電子化されたシームレスな診療情報をもとにした、これまでになかったエビデンスを創出でき、地域や国の保健医療政策に活用できるという、社会的な価値を生み出す可能性がある。

　その一方で、より多数の個人の健康情報や診療情報を統合・蓄積していく

際、より多くの医療機関が相互接続しようとするまでの道のりが険しいであろうことは想像に難くない。規模が大きくなるほど運営団体は複雑化し、利害対立も起こりかねず、意思決定も多くのプロセスを要するようになる。そのような複数組織を抱える団体は、誰が運営するのが適切なのだろうか。運営責任は誰が担い、運用に必要な経費は誰が担うのか、参加者は経費をどのくらい、どのように負担するのか。普及や啓発は誰が担当するのか、人材育成は誰の責任で行うのか。技術的課題が生じたとき、検討体制や意思決定プロセスはどう定めるか。運営に関わる幹部メンバーはどう選ぶのか。運営団体を営利団体とするのか、非営利団体とするのか。そもそも、どういう方法で各施設の診療情報を共有するのか。診療データを一カ所に統合する方式か、医療機関のデータを参照させる方式で実現するのか[27)]。どういう形で標準化を実現し、更新していくのか。セキュリティポリシーの策定、ポリシーの実装はどうするか。システムの更新にどう対応していくか。その他、検討すべき課題は尽きない。一つの医療機関のEMRであっても、中長期にわたってシステムの安全性や継続性を維持していく上で、意見を集約するのは容易ではない。また医療という公益性の高いサービスに携わる団体であっても、運営母体が営利か非営利か、あるいは民営か公的機関かといった、母体組織の性質の違いがもたらす考え方の差は避けられない。

　そして、診療の現場で情報を利用する以外に、蓄積された情報を活用して公益性のある結果を出すには、情報を提供した医療機関や個人への二次利用許諾だけでなく、収集情報のデータベース化など、別の作業を要する。二次利用を研究に限定したとしても、申請内容を精査する人材や内容審査等、人員の確保や体制整備にも相応の資源を注力せねばならない。

　こうした課題に先進的に取り組んできた国はどのように対処しただろうか。次項以降では、先行して広域で大規模なEHRやPHRの運営に取り組んでいる諸外国の事例をもとに、運営や技術的な課題が実際どのように処理され、運営されているかを見ていく。

3. EHR, PHR をめぐる海外の動向

(1) 世界同時的な推進

　欧米をはじめとする先進諸国は、2000年頃から国レベルでのEHRの推進とPHRの検討に相次いで着手している。時を同じくしているのは、2000年G8沖縄サミットの公式コミュニケ「21世紀の一層の繁栄に向けて」の中で、「世界経済」の次に「情報通信技術（IT）」が掲げられ、さらに「グローバルな情報社会に関する沖縄憲章」で公式発表に盛り込まれたことによると考えられる[7) 8)]。沖縄憲章の序章には以下のような記述がある。

1. 情報通信技術（IT）は、21世紀を形作る最強の力の一つである。その革命的な影響は、人々の生き方、学び方、働き方及び政府の市民社会とのかかわり方に及ぶ。ITは、世界経済にとって極めて重要な成長の原動力に急速になりつつある。ITは、また、世界中あらゆるところにおいて、多くの進取の気質を持つ個人、企業及び地域社会が一層の効率性と想像力をもって経済的課題及び社会的課題に取り組むことを可能にしつつある。我々すべてが活かし、分かちあうべき大いなる機会が存在する。
2. ITにより推進される経済的及び社会的変革の本質は、個人や社会が知識やアイデアを活用することを助ける力にある。我々が考える情報社会のあるべき姿は、人々が自らの潜在能力を発揮し自らの希望を実現する可能性を高めるような社会である。この目的に向けて、我々は、ITが持続可能な経済成長の実現、公共の福祉の増進及び社会的一体性の強化という相互に支えあう目標に資するよう確保するとともに、民主主義の強化、統治における透明性及び説明責任の向上、人権の促進、文化的多様性の増進並びに国際的な平和及び安定の促進のためにITの潜在力を十分に実現するよう努めなければならない。これらの目標を達成し新たに生起しつつある課題に対処するためには、効果的な国家的及び国際的

戦略が必要とされる。

(沖縄サミット「グローバルな情報社会に関する沖縄憲章（仮訳）」より抜粋)

　先進諸国が EHR や PHR に取り組む理由は、喫緊の課題である医療費抑制を実現し、増え続ける財政負担を軽減したいためである。高齢化による医療費増大の改善や重複受診の抑制、不正請求の削減など、取り組むべき課題は各国とも類似している。そのために複数の医療機関の診療情報を生涯にわたって共有蓄積できる EHR に期待したという背景がある。

　EHR を実現するには、診療情報の電子化と標準化、各医療機関への相互運用性の優れた EMR の導入、国民への医療専用 ID の発行による個人記録の一元化が必要である。EHR や PHR 事業の進展や実現方法は国の個別の事情によって異なるが、どうすれば健康情報を活用できる環境や体制をつくれるかというガバナンスの観点から、本項では体制整備やインセンティブ設計、また収集情報の二次利用のあり方を、海外の事例から整理した。なお EHR や PHR の実現とレセプト（医療機関が保険者に支払いを請求するための診療報酬明細）のオンライン請求は別のものであるが、EHR の実現要件として医療専用 ID の発行があり、レセプト請求用の ID と EHR 用 ID を共通番号として採用しているケースがあるため、レセプト請求の電子化についても必要に応じ記述した。

(2) オーストラリア

　オーストラリアの人口は 2013 年 3 月現在約 2,294 万人、面積は 769.2 万平方キロメートル。東京都の人口（2014 年 5 月現在 1,335 万人）の約 2 倍の人口が、日本の約 20 倍、アラスカを除いたアメリカの面積とほぼ同じ大きさの国土に散住している[6]。寒冷地も砂漠もある国土事情のため、地域間で生じる医療サービス提供体制の差異克服が国としての課題であった。

　国レベルでの健康情報統合の試みは、保守連合政権時代の HealthConnect という国家プロジェクトから始まった。2004 年から 2008 年まで実施されたこのプロジェクトでは、①EHR の導入、②緊急用の救命情報登録、③患者

による自分の医療情報閲覧等の社会実験を実施した。この社会実験は参加者こそ少なかったものの、国レベルのEHR導入の必要性を認識するきっかけとなった。

2007年の政権交代によって誕生した労働党政権は、前政権の政策方針を継続して推進し、2008年に連邦政府としてeHealth戦略を発表した。内容は以下の4本柱を、連邦政府および各州、準州政府が共同かつ段階的に基盤構築を行うための勧告である。

1. 国内の各種ヘルスケアシステムを横断的に統合する保健情報ハイウエイ基盤の構築
2. すべての当事者が利便性を実感できるシステム構築への優先的投資
3. 保健関連機関が当該システムを採用するための奨励策
4. 全国的なeHealth活動を効果的に調整、監督するためのEヘルスガバナンス体制の確立

2009年には、連邦政府が設置した国家保健および病院改革委員会が、eHealth戦略を基本的に支持する勧告を保健大臣に提出、2012年までのEHR導入を勧告した。この基盤整備として導入されたのが、医療専用ID（Health Identification：HI）の全国民への付与と、これを用いたメディケアカードの配布である[21]。メディケアとは、1984年に成立した国営の医療保険制度で、最低限の医療を全国民に保障する枠組みがつくられている。メディケアカードは18歳以上の全国民に配布されており、持参して受診すれば、公的病院での治療代と入院代は無料、民間病院でもホテルフィー以外の75％が還付、薬局での調剤も75％が還付される。ただし、無料で利用できる公的病院で利用できる医療サービスは限定されており、すべての医療サービスが受けられるわけではない。一方、民間病院はあらゆる医療サービスが利用できるが有償である。

こうした基盤整備を経て、全国規模のEHRであるPersonally Controlled EHR（PCEHR）の検討と開発が行われた。このシステムは、既存のEHRに

あるデータをすべて国規模の EHR に接続させるのではなく、PCEHR に任意で参加した個人情報のうち、必要なものだけを医療従事者が任意で登録するポリシーを採用している[2]。PCEHR が 2012 年 7 月に運用を開始するにあたっては、個別の PCEHR 法が定められた。これは、任意参加型の全国システムの設立と運用を目的とし、システムの設立および運用のガバナンスを定めたものである。医療機関、医療従事者、個人等、いずれの立場においても、システムへの参加は強制ではなく任意で、参加希望者に登録を求める方式（選択性＝オプトイン方式）を採用している点が特徴である。PCEHR 法の概要を以下に示す[24]。

1. PCEHR システムの運用責任者としてシステム運用監を連邦政府に設置する。
2. 医療従事者や情報主体である個人をはじめ、システム利用に関わるアクターの職種や立場に応じて各自の基準を定め、登録や参加の認可を行う。またシステム参加者にはセキュリティ維持等の義務を課す。
3. プライバシー保護を明確に規定する。プライバシー保護には各州、準州のプライバシー法も適用する。
4. 登録された個人情報については 1988 年のプライバシー法を適用、抵触する場合は国の情報コミッショナーが調査を行う。
5. PCEHR 規則の制定権限は保健大臣に付与する。
6. PCEHR 運用の透明性確保のため、システム運用監による決定は再審査可能とする。運用の年次報告を義務付け、法施行から 2 年後に PCEHR 法の見直しをする。

また PCEHR 法の制定に関連して 2011 年に出された Privacy Impact Assessment（PIA）では、「個人情報の提供にかかる同意の省略は PCEHR 法では規定させない」「既存の EHR から PCEHR へのデータ移行の際は、そのための新たな同意を得ること」「利用者が診療情報の提供を行う場合、プライバシー権を行使できる仕組みを組み込むこと」等の改善項目が示され、

この内容は PCEHR 法および PCEHR システムの運用に反映されている。

PCEHR の運営

　HealthConnect の運営は、資金の 50％を連邦政府が出資、残り 50％を国内の州と準州が拠出し、eHealth 推進用の民間団体 National E-Health Transition Authority（NEHTA）を設立した上で行われている。NEHTA 設立のために州と準州が負担した財源は、国が拠出用の財源を与えるのではなく、各州、準州の自己財源を拠出させる方式がとられている。

　NEHTA は国レベルで医療 IT を推進することを目的として設立され、PCEHR の規格づくりや標準仕様の採用、採用した標準仕様のライセンス契約および国内へのライセンス発行、また eHealth の運営管理といった業務を行っている。

　システム開発においても、国と州との作業分担を定め、分業によって各自が担当部分の開発やデータ収集を推進していく体制をとっている。国が担当するのは、共有サマリ、イベントサマリ、退院サマリと、医療専用の独自 ID である IHI のインデックス等で、それ以外は州の担当となっている。

　こうした一連の経緯はドキュメント化され、オーストラリア政府からインターネットで情報提供されている[28]（図 2-2）。また PCEHR への参加希望者むけに、オンラインで登録できるサイトが設けられている（図 2-3）。

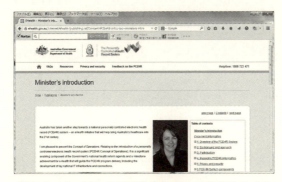

図 2-2　オーストラリア政府による PCEHR サイト

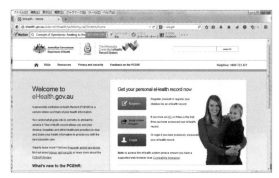

図 2-3　PCEHR サイトの参加登録ページ

推進のためのインセンティブ

　eHealth 戦略に「国レベルのシステムを医療機関が採用するための奨励策」への勧告が盛り込まれているとおり、PCEHR 導入のための奨励策（インセンティブ）として、国は合計 2 億 1 千万豪ドル（日本円にして約 200 億円）の予算措置を講じている。

1. かかりつけ医が PCEHR 導入でコンピュータをアップグレードする際の支援として：
　1 クリニックあたり最大 5 万豪ドル（約 460 万円）
　総額 1 億 6 千万豪ドル（約 147 億円）
2. 各地域のメディケア事業所への PCEHR システムの導入支援として：
　総額 5 千万豪ドル（約 46 億円）

PCEHR データの二次利用

　オーストラリアのプライバシー法は、①特別に公認された場合、②別の法律で認められている場合、③本人同意を得た場合、のいずれかに該当すればデータの二次利用が可能と定めている。しかし PCEHR は個別法であり、PCEHR に登録されたデータの二次利用については以下の PCEHR 法の条文を遵守する必要がある。

1. 医療機関であっても、個人の診療目的かつアクセス制御の範囲内に限ってデータ収集、利用および提供は可能である。
2. システム管理者は、公衆衛生目的、あるいは研究目的での利用の場合に限って匿名化した医療データを提供可能である。

ただ、昨今国内でプライバシー重視の風潮が強まっているため、今後条件を厳格化させていく方向にある。

(3) 台湾

台湾の人口は2,344万人（2015年）、面積は約3.6万平方キロメートル（九州よりやや小さい）である[10]。台湾の医療保険制度は、1995年の制度改革によって同一保険（全民健康保険、以下NHI）への強制加入制が採用されたため、加入率は全国民の99％で、台湾在住者はほぼ全員カバーできている。またNHIの導入当初よりレセプトオンライン化を行い、約1年で90％程度の普及率を達成、2000年時点で、入院・外来ともにほぼ100％実施されており、蓄積された10年分のレセプトデータでデータウエアハウスを構築、データ分析に活用している。

オンライン請求の導入にあたっては13カ国を事前調査し、最終的にカナダのシステムを主たる参考とした。国の主な施策としては、医療費の電子請求フォーマットの取り決め、医薬品コードや手術コード、処置コード、特殊材料コード等、各種標準コードの取り決めを行った。またオンライン請求に医療機関を誘導するための誘導策として、以下のような優遇措置／ペナルティを設けた[3]。

1. 国から無償配布したもの
    - レセプトオンライン請求用ソフト（初期導入用の簡易版）
    - 請求用カードリーダ
2. 国が補助をした費用
    - 請求用の通信費用

3. 支払いに関する優遇策
    - 概算払率の優遇（紙申請だと 90%、オンライン請求だと 100%）
    - 保険者から医療機関への支払いに要する期間の短縮（紙申請だと 30 日、オンライン請求だと 15 日）
    - 多種にわたる請求誤り情報の提供（e-サービス、オンライン請求のみ提供対象）
4. 窓口の事務作業軽減のための制度変更
    - 患者の一部負担金の定額化（医療機関の機能別に窓口負担額を設定）
5. オンライン化を推進しない医療機関へのペナルティ
    - 紙で提出したレセプトを電子化するための経費は各医療機関が負担する

　レセプトのオンライン請求の稼動と普及の後、国は医療情報の流通や交換について検討を開始、行政院衛生署が National Health Informatics Project（以下 NHIP）をとりまとめた。その後 2008 年から 2011 年までの間に、医療情報の標準化や交換プラットフォームの構築をはじめとする 10 の施策が提示された。中でも「個人主導による健康情報の交換や蓄積」は、PHR に相当する内容で、医療機関の電子カルテシステムと連携する形として検討されていた。

　2009 年には電子カルテの普及を加速化するための計画、いわゆる「加速化計画」がとりまとめられた。加えて、政府は電子カルテの普及促進のための体制や法制度の整備や予算措置を行った。予算面では、衛生署の予算で 2010 年に 3.89 億台湾ドル（約 14.78 億円）、2011 年に 2.2 億台湾ドル（約 8.36 億円）、2012 年に 0.58 億台湾ドル（約 2.2 億円）、合計 6.67 億台湾ドル（約 25.34 億円）を計上した[3]。

　医療情報交換のための基盤整備は、衛生署が開発した電子カルテ交換センター（Electric Medical Record Exchange Center、以下 EEC）を核とした診療情報の交換が、2011 年 7 月から試験運用を開始、2012 年から本格運用にはいった。このシステムはデータそのものの蓄積は行わず、医療機関に保存さ

れている患者情報のうち、標準化された診療情報、医療画像レポート、血液検査、退院履歴の4種類のデータのインデックス情報をEECへアップロードする方法を採用している。EECを介した患者情報の交換は、患者の同意を得た場合に限って可能としている。

　EECはアップロードされたインデックス情報を蓄積し、医療機関での検索およびデータ受け渡しを仲介する機能を担っている。これらの情報は、患者の持つ「スマートカード」(ICチップが埋め込まれたプラスチック製のカード)の電子証明書を鍵として暗号化されているため、スマートカードなしで内容を参照することはできない。またEECおよび交換のためのゲートウェイサーバは、スマートカードのデータセンターとは独立して整備されている。

　PHRを前提とした個人主導の健康情報交換については、2007年から推進されたものの、当初の普及目標を達成するまでには至らなかった。しかしクラウドサービスの普及を受け、2012年から「健康クラウド」と名称を改め、希望する国民が登録する任意参加方式で、米国マイクロソフト社の提供するプラットフォーム「HeathVault」を国レベルで運用する試みを開始した。これは電子カルテ情報(EECとの連動による)、参加者が自宅で計測する体重や血圧、血糖値等の健康情報、専門施設で検査できる遺伝子情報、予防接種情報といった情報を登録・参照できる仕組みで、国内4地域からそれぞれ参加者を募り、合計150人程度で試行を行い、登録内容の精度等を確認した。一方、国の取り組みとは別に、患者サービスの一環としてPHRを導入しはじめている複数の民間病院の取り組みもあるという。

登録データの二次利用

　電子カルテ情報の二次利用は、EECがデータを蓄積しない仕組みとなっており、また二次利用のためのデータベースも用意していないためここでは対象外である。そこでここではレセプトデータの二次利用について述べる。

　レセプトオンライン化が短期間で目標水準に達したことから、1995年から2000年までのレセプトデータはNational Health Insurance Research Database(全民健康保険研究資料庫、以後NHIRD)として、1998年から有償

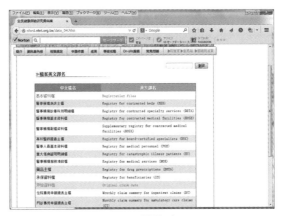

図 2-4　NHIRD 統計データベース

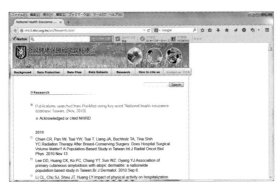

図 2-5　NHIRD データを用いた成果一覧

で研究目的であれば利用できるようになった。データ利用を希望する場合は、研究計画と所属組織の倫理審査結果を添えて申請、審査を通過すると必要なデータを利用できるようになる。データは匿名化された状態で提供される。NHIRD のデータ利用は、学術以外の分野にも提供可能であることが特徴で、このデータの解析結果は、すでに複数の国際学会誌に報告されている。2002 年の国際ジャーナル掲載本数は 4 本だったが、2010 年には 90 本、2011 年には 164 本まで増加している。データ利用申請に必要な書式や成果、統計データは NHIRD のサイト（http://nhird.nhri.org.tw/）で公開されている（図

2-4、図 2-5)。

(4) 韓国

　韓国の人口は約 5,100 万人 (2015 年)、面積は約 10 万平方キロメートル (日本のおよそ 4 分の 1) であるが[9]、実際には、総人口の約半数がソウル首都圏在住である。韓国は世界的に ICT 先進国として知られており、国際電気通信連合 (ITU) による ICT Development Index では常に世界のトップにランクされている。診療所の EMR 導入率は 85％である。

　韓国の医療保険制度はかつて複数の健保組合で運営されていたが、政府が 2000 年に国民健康保険公団を設立、既存組合の加入者を国民健康保険に統合した。加入率は総人口の約 97％である。またこの機会に Electric Data Interchange (EDI) を開発、医療機関からのレセプト請求を受ける事業を開始した。レセプト分析に必要となる国民 ID は、住民登録法に基づく住民登録番号を応用した。

　医療機関へのレセプトオンライン化推進のため、国は請求から支払いまでの所要日数を、従来の 4 週間から 2 週間に短縮、また請求頻度も 1 カ月単位であったのを 1 週間単位に改めるなど、医療機関の経営改善に資するインセンティブをつけた。それによって 2005 年時点での医療機関のレセプトオンライン導入率は 99％に至り、国もレセプト審査の効率化が図れたことで、医療費支出の削減につながった。政府はこの削減分の一部を診療報酬の単価に上乗せし、医療機関へのインセンティブを追加する方針をとった。

　また EHR を推進するため、2005 年の医療制度改革の際には EHR 事業団が設立された。この事業団は国の保健福祉部の支援によって設立されたもので、メンバーはソウル大学病院をはじめとする 13 医療機関と 21 の民間企業で構成されている。ここでは、国レベルの EHR 実現に欠かせないアーキテクチャ、システム機能、セキュリティガイドラインおよび体制、文書書式や用語、辞書の標準化等の研究を 2010 年までに行ったが、具体的な EHR の構築および病院間連携、情報共有には至らなかった。用語の標準化や個人情報保護関連の法整備が進まなかったこと等によって推進が困難だったと言わ

れている。その経験を受け、2012年3月に3つの大学病院を含む総合病院5施設による診療情報標準化事業がスタートした。この事業では各病院が使用している情報項目の調査やマッピング、診療コードの標準化、病院間共有システムの開発、またスマートフォンによる個人の診療情報提供サービスの検討等に着手している。

活動成果としては、知識経済部（韓国の官公庁。日本の経済産業省に相当）の管轄事業で、ユビキタス技術を用いた保健医療分野の遠隔モデル事業がある。また2002年の医療法改正で遠隔医療に関する規定が盛り込まれたことを受け、保健所による「u-Health」（ubiquitous health：ユビキタスを前提とした医療情報システム）を用いた健康維持の取り組みが地方自治体で実施された。知識経済部は保健福祉部と連携し、この取り組みをPHRへ応用できるようにするデータ標準化事業を実施している[4]。

データの二次利用

韓国のレセプト情報は医療費削減には貢献したが、二次利用をするための整備は進んでいない。2011年9月に施行された個人情報保護法では、個人情報の二次利用は、個別法の規定に基づく収集・利用・提供が定められていれば個人情報の収集、利用、提供が可能で（第17条）、統計作成および学術研究目的で必要な場合、個人が識別されない形にデータが匿名化されていて、個別法の規定に基づけば個人情報の二次利用は可能（第18条）と定められている。

その後2012年9月に「医療機関の個人情報保護ガイドライン」が施行され診療情報の収集・提供・管理・保存を規定した。しかし、各医療機関は医療法に基づき本人の同意がなくても診療情報を収集できるが、第三者による閲覧は、医療法21条に定める場合（患者親族、健保公団および評価院、裁判所、仲裁機関等への提供）を除いて本人の同意なしにはできないとの記述があり、複数の医療機関で共有するための方策が示されておらず、法制度的にはEHRの推進は実現困難な状況にある。

また匿名化しても対象者の少ない希少疾患の場合は個人を特定できるリス

クが高いため、個人情報保護法に抵触してしまうという課題も指摘されている。

4. 日本における EHR, PHR に向けた取り組み

本項では、3の先行事例を踏まえ、我が国の医療の情報化が国レベルで推進されるようになった歩みをみながら、その成果と課題について検討する。

(1) 我が国の EHR, PHR の歩み

EHR や PHR の実現に向けた 2000 年の沖縄サミットでの公式宣言および「グローバルな情報社会に関する沖縄憲章」[7] を受け、国内でも IT 推進のための体制整備が進められた。内閣官房に高度情報通信ネットワーク社会推進戦略本部(以後「IT 戦略本部」)を設置、高度情報通信ネットワーク社会形成基本法(以後「IT 基本法」)が 2001 年 1 月に施行、医療分野の情報化もこの枠組みの中で推進されることとなった。当時の IT 政策推進体制の全体イメージを図 2-6 に示す[12]。

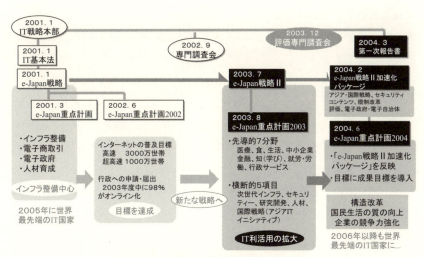

図 2-6　IT 政策推進体制の全体イメージ
(経済産業省「平成 16 年度　経済産業省年報」)

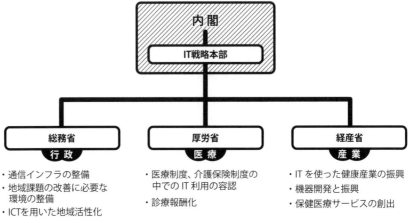

図 2-7　医療分野の IT 政策推進体制

　一般に、IT 化の推進には①インフラ整備、②情報機器やアプリケーション、サービス等の開発や創出およびその振興、③分野個別の制度との整合性やその分野における実務や関係者への普及の 3 点が必要である。そこで保健医療分野の情報化推進にあたっては、インフラ整備担当として総務省、また情報機器やアプリケーション・サービスの創出と振興の担当として経済産業省、分野個別の制度やユーザの担当として厚生労働省がそれぞれ担当分野を担いつつ推進する体制をとった。この体制は今日も続いている（図 2-7 参照）。

　2001 年 12 月、複数の省庁の共同作業によって「保健医療の情報化にむけてのグランドデザイン」が発表された[25]。この中で電子カルテの導入について「2004 年までに全国の 2 次医療圏に少なくとも 1 施設は普及」「2006 年までに全国の 400 床以上の病院の 6 割以上に普及」「診療所の 6 割普及」という数値目標が設定された。また 2003 年 7 月に発表された「e-Japan 戦略 II」は国民生活での利便性・安心・元気の向上を目的とした情報化推進を掲げたが、医療はその筆頭として取り上げられ、生涯保健記録、施設間情報共有、経営の効率化と患者サービスの向上が盛り込まれ、EHR の実現に向けた検討を開始した。2005 年 2 月に発表された「IT 政策パッケージ 2005」では、診療報酬制度による医療の IT 化の一層の促進が盛り込まれた。

2006年1月、第二次5カ年計画として「IT新改革戦略」[14]がIT戦略本部から発行された。これはe-Japan戦略（2001年）およびe-Japan戦略II（2003年）の成果や課題を総括し、その上で次の5年間に達成すべき社会に向けた重点化項目および実現に向けた方策を提示したものである。医療分野では、「ITによる医療の構造改革——レセプト完全オンライン化、生涯を通じた自らの健康管理——」として、①情報化のグランドデザインの策定、②情報化のための共通基盤の整備、③医療機関の医療情報連携の促進、④医療・健康情報の全国規模での分析・活用、⑤レセプトオンライン化という5点の重点化項目が示された。

次いで2009年7月に「i-Japan戦略2015」が策定された[15]。ここではIT技術が社会に浸透することで「経済社会全体を改革し、新たな活力を生む」ために「国民主役のデジタル安心・活力社会の実現」をミッションとして「三大重点分野」、「産業・地域の活性化及び新産業の育成」、「デジタル基盤の整備」の3つの柱が提示された。この三大重点分野に「医療・健康分野」が含まれており、国民が質の高い医療サービスを享受できるようにIT技術や情報を活用するとして、「①個人が医療機関等より電子的に健康情報を入手し、本人及び医療従事者等が活用することと、②匿名化された健康情報を疫学的に活用することから成る『日本版EHR（仮称）』を実現する」としている。日本版EHR（仮称）を実現するための方策としては以下の項目が挙げられた。

1. レセプトオンライン化を契機に実現されるネットワーク接続環境等の有効活用と、安全・安心な情報連携の仕組みの確立
2. 客観的な医療データ等を希望する個人へ提供する仕組みの確立と、本人及び医療従事者による提供情報の活用、また情報にアクセスした氏名入りの履歴を本人が確認できる仕組みの実現
3. 上記2. を実現するためのID基盤の構築
4. 健康情報の特殊性及び個人情報保護制度の整備状況を踏まえつつ、以下の事項を円滑に行えるための必要な制度等の手当

①医療機関から患者本人へのデジタル化された診療情報等の提供
　②健康情報を疫学的な統計情報として活用するための匿名化
 5. 処方・調剤情報のデジタル化に必要な制度の確立と、処方せんの電子化及び医薬品データマスタ等標準の整備と維持
 6. 健康情報を活用した健康サービス産業群創出のための環境整備（健康情報の安全な収集及び取り扱い方策の明確化等）
 7. レセプト情報・特定健診情報等データベースシステム（仮称）の分析・活用方策に関するルール及び仕組みの整備と、収集データ対象拡大のための要件の明確化

　「i-Japan 戦略 2015」は自民党・公明党の連立与党時代、2009 年 7 月に発表された計画であったが、2009 年 9 月の政権交代によって政策見直しとなり、翌 2010 年 5 月に「新たな情報通信技術戦略」が発表された[16]。
　この中では「電子行政の基盤としての国民 ID 制導入を 2013 年までに導入」「全国どこでも自らの医療・健康情報を電子的に管理・活用することを可能にする『どこでも MY 病院』構想を実現」「2013 年までに調剤等の一部サービスを開始」など、「i-Japan 戦略 2015」を基本的に踏襲しているように見えるが、レセプト請求の完全オンライン化は後退した。
　自民党・公明党政権時代、政府は 2005 年 12 月発表の医療制度改革大綱[18] において「原則すべてのレセプトをオンライン提出になるよう推進し、オンライン化の経費支援に積極的に取り組む」と示したが、医師会・保険医協会は反対していた。その後 2006 年 4 月に発令した厚労省令では「2010 年 4 月 1 日をもってレセプトのオンライン請求を義務化する」と明示し、オンライン化する医療機関への補助として 2009 年度補正予算案で 291 億円を計上した。一方、民主党は 2009 年の総選挙公約の原案である INDEX2009 で「レセプトのオンライン請求を『完全義務化』から『原則化』に改める」と提示していた[26]。そのため、政権交代後もこの方針を遵守した。具体的には、オンライン化を推進はするものの「65 歳以上の医師常勤の医療機関はオンライン請求から免除」とするなど、「義務化」から「原則化」に改めら

れた[13]。その後2011年3月11日に東日本大震災が発生し、被災地復興対策への人材や予算が最優先される状況となった。

2012年、政権は3年ぶりに民主党から自民党と公明党の連立与党に再び交代した。政権交代を受けて成立した第二次安倍政権は、2013年6月に「世界最先端IT国家創造宣言」を閣議決定した[17]。新たな3本柱の2番目にあたる「健康で安心して快適に生活できる、世界一安全で災害に強い社会」では、「適切な地域医療・介護等の提供、健康増進等を通じた健康長寿社会の実現」として以下のような「目指すべき姿・取り組み」が示され、現在に至っている。

・地域を超えた国民への医療サービス提供等を可能とする医療情報利活用基盤の構築を目指し、医療情報連携ネットワークについて、データやシステム仕様の標準化、運用ルールの検討やシステム関連コストの大幅な低廉化等による費用対効果の向上を図りつつ、2018年度までに全国への普及・展開を図る
・電子版お薬手帳や生活習慣病の個人疾病管理など患者・個人が自らの医療・健康情報を一元的、継続的に管理し利活用する仕組みを推進する
・保険者、地方自治体及び企業が健診データやレセプトデータ等から加入者や地域住民、社員の健康状況等を把握・分析し、データに基づく具体的な保健指導や本人の参加も含む健康づくり、医療情報データベースを活用した医薬品等の安全対策に関する取組を推進できるようにするなど、2016年度までに、地域や企業における国民の健康増進・健康管理に有効な方策を確立し、それを踏まえて、全国展開を図る。

(2) **環境整備や普及の現状**

以上、我が国の医療分野におけるIT政策推進の変遷をみてきたが、政策誘導の成果はどの程度上がっているのだろうか。前述の通り、EHRやPHRの実現に必要なのは、国民一人ひとりへの医療用IDの普及と、EMRの普及による診療情報のデジタル化である。

まず、海外事例での医療 ID に相当する我が国の「マイナンバー制度」は、2015 年 10 月から、住民票の住所あてにマイナンバーの通知書類発送を開始。3 カ月後の 2016 年 1 月からカードの申請受付および交付が開始された[22]。同時に「社会保障・税番号制度」が始動している。現時点ではまだ本格的に普及や利活用が進んでいる状況には至っていないため、問題なく運用できるかは未知数であるが、状況を見守りたい。

　一方の EMR の普及については、2013 年の病院向け電子カルテ普及率は約 31.0％、大規模病院（400 床以上、821 施設）では 69.9％、中規模病院（100 〜 399 床、4,562 施設）の普及率は 34.0％だった。診療所向けの電子カルテ普及率は約 27.0％と低いが、新規開業の診療所では約 70 〜 80％が電子カルテを導入済で、都市部は 100％に近い[5]。医師の一般的な開業年齢は 40 歳代と言われているので、それより若い世代は電子カルテ使用に支障なく、EHR や PHR にも参加協力を得られる期待ができる。しかし、医師の世代交代を待っているだけでは、システムはあるものの情報量の少ない EHR、PHR になりかねない。レセプト電子化が大きく遅延したような事態を繰り返さないためにも、海外の事例にあったような、電子化推進に貢献できるようなインセンティブ設計が必要ではないか。

(3) コストの負担

　電子カルテから連携先の医療機関や EHR や PHR とデータのやり取りをする際の接続に関する機能については、既に EMR や地域の EHR を使っている場合、新たな開発負担が生じる。技術的な詳細は本項では省略するが、電子カルテシステムは既製品が多数出回っているものの、カスタマイズ製品も少なからず存在する。後から機能を追加する場合は、製品の市場規模にもよるが相応の開発作業コストが発生する。そのコストは医療機関の負担とするのか、行政などが助成を行うのか、あるいは患者から徴収すべきだろうか。情報提供に前向きな参加希望者が、コスト負担がネックとなって躊躇してしまわないような方策を講じる必要があるだろう。また収集したデータを公共の福祉へ役立てる目的で、学術研究等での二次利用を可能にしようとする場

合、匿名化を自動的に行うとしても、データセンターをどこに置くか、二次利用の申請を受け付ける担当者や申請内容の研究倫理の妥当性を審査する人材、それに伴うコストをどう確保するか等も課題である。

(4) チーム推進のありかた

　複数の専門家が集まって同じプロジェクトに従事する、いわゆる「チーム推進」は、場合によっては効率的に作用するが、推進の妨げになることもある。本項の冒頭で述べたように、医療分野（現在では保健医療介護福祉分野）のIT推進は厚生労働省だけでなく、経済産業省と総務省、さらに内閣官房のIT戦略本部が合同で推進している。役割分担による弊害がフィールドで生じる例としては、例えば患者情報の二次利用について、産業振興の観点からの判断と臨床倫理の観点からの判断が食い違うことがありうる。その場合、どこが最終的な判断を下すとよいのだろうか。ここでは中央官庁を例に挙げたが、個人が持つ機微な、しかも商業的にも政策的にも価値のある情報を対象とする大型プロジェクトの運営においては、団体の性格（営利性、非営利性）をはじめ、様々な価値観の対立が予見される。起こりうる衝突の可能性をあらかじめ検討し、判断が難しいアジェンダの対応を講じた上で事業にあたる必要があるだろう。

(5) 運用デザイン

　接続のためのコスト負担とも関連するが、EHRやPHRを利用することは、誰にとってのメリットを目指しているのだろうか。過去の受診先からシームレスな診療情報を得られるのであれば、情報を提供／利用するアクターの中では、個人（患者）の利が大きいように考えられるが、過去の受診先から情報提供への協力を得られない場合は、個人（患者）が参加を中止する可能性もあり、情報主体の同意がない場合には第三者への情報提供を行えないため、行政や研究者にとっての分析用データも蓄積されない。従って、当該患者に対してシームレスな病歴活用を期待していた医療従事者にとってのEHR、PHRの価値も消失する。これは経済学で言うところの「囚人のジレ

ンマ」、つまり、互いに協力し合うのが皆にとって良い結果をもたらすと分かっていても、他者が協力しない可能性があるがゆえに自分も協力を控える行動をとり、こうしたことが繰り返されることによって結局全体としての効用が低下する、という状況である。EHR、PHRの情報を利用するすべてのアクターに利便性を最大化するような運用デザインを講じない場合、多大な投資で構築されたEHRやPHRも、広域でこの囚人のジレンマに陥る可能性があり、本来の価値を発揮できなくなるので注意が必要である。

5. 持続可能な健康情報プラットフォームのガバナンス

本項では、3の海外事例および4の国内事情を踏まえ、持続可能な健康情報プラットフォーム実現に向けたガバナンスのあり方について考察する。

(1) 推進のスピードとインセンティブ

推進する対象が政策、あるいはビジネスのどちらであっても、リーダーシップのあり方は推進のスピードに影響する。危機対応であれば対応の遅れは生命に関わる問題であるし、複雑な事象であれば慎重な検討を要するが、価値観の異なる船頭が数多くても混乱をきたすばかりで船を進めることはできない。ただし「リーダーシップ」とは、必ずしもその先頭に立つ人材だけを指すわけではない。それに加えて、「考え方」「進めるための手順」や「考えうる対応策の多さ」などの十分かつ綿密な準備が、推進の要となると言える。日本と同じ時期にEHR化や二次利用に着手したオーストラリアや台湾が迅速に推進できているのは、健康保険制度が複雑でないため医療IDの配布が容易だったこと、申請手順や運営組織のあり方が定まっていたことなども理由に挙げられる。

停滞を避けるには、停滞を起こしそうな原因を上手にかわせるような策を講じる知恵も必要である。日本では、選挙公約となってしまったことで、政策上の停滞を起こしたレセプトのオンライン請求という課題に対し、台湾は医療機関へのインセンティブを制度化するという方策を採用した。通常4週

間かかった請求の払い戻しを 2 週間に短縮し、月一度だった請求頻度を毎週可能に短縮するという、医療機関への優遇策を打ち出したことで、恒久的な推進が可能となった。つまり、IT 化のもたらす業務構造改革効果を、導入に消極的な勢力を抑えるためだけでなく、医療機関にも利益をもたらすインセンティブに変えたのである。とかくインセンティブは相手にのみ利益をもたらす策と考えがちだが、互酬性のある策を見いだすことは、推進だけでなく維持する力にもなるため、体制革新的な制度を継続する上でも大きな効果があると言える。

(2) 運営のガバナンス

　いわゆる「大きい政府」による福祉のあり方が敬遠される現代社会において、国民の健康情報や診療情報というきわめて機微な情報を預かる、国家レベルの EHR や PHR の事業運営責任は誰が担うのが適切だろうか。

　2005 年、筆者が医療介護 ICT 連携のサービス事業化に関するモデル事業を実施した際、全く同じ議論が推進検討委員会の席上で交わされた。行政（市）代表の委員は、自分たちの責任では膨大な個人情報は扱い切れないと固辞し、別の委員は民間のセキュリティ会社に委託してはどうかと提案した。それに対し、介護事業者の委員と利用者の委員が、民間は避けたいと発言した。理由を尋ねると「民間企業はいつ倒産するか分からないご時勢だから、A 社と契約したはずの情報が知らないうちに F という会社に譲渡されていては困る」とのことだった。「どういう条件の団体だったら（情報を）托せるのか」と尋ねたところ、「倒産しない団体」「自分たちの利益を最優先しないところ」そして最後に「国」という発言があった[11]。

　EHR や PHR を運営するのは誰で、どこが運営責任を担うべきかという運営責任のガバナンスは、現時点では複数の選択肢があってもいいように思う。オーストラリアの例は、国が運営用の別組織を設立し、運営責任者は政府に設置するが、設立財源の半額は国が負担、残りは州や準州に少しずつ一部負担させるという方式で、この方法には参考とするべき示唆がある。それは「責任を一カ所に集中させず、分散せよ」ということである。そうすれ

ば、責任を分ける側は負担や業務が軽減し、分けられた側は負担や業務が増す。その上、オーストラリアの連邦政府は、国の財源から州へ与え、それを拠出させるのではなく、州や準州に自前予算で負担させる方式を採用している。そこには、単なる資金の分担にとどまらず、州や準州の自覚を促す意図があるように筆者には感じられた。どこが運営するかではなく、どう運営するかが肝要ではないか。

(3) メリットを生み出すガバナンス

参加を希望する個人の参加動機には、自分の診療情報や健康情報を統合したいという要望がある。しかし前項で述べた通り、診療情報を提供する側の医療従事者らが囚人のジレンマに陥った場合は、本来EHRやPHRがもたらす利益を生み出すことができなくなる。それを回避するには、個人や家族による情報登録を可能にするPHRが最適である。少なくとも参加を希望した個人の情報をシームレスに蓄積していくことは実現可能となるし、情報の蓄積があれば、診療情報や健康情報を提供できる専門家の参加を促すための呼び水にもなる。

自分の健康情報を委ねる個人がメリットを実感した、あるいは専門家が利活用するに値するメリットを実感したという経験を重ねていくことで、有用性を医療介護福祉の現場や当事者に広く認知してもらうことができれば、やがてより大きなメリットを創出できるようになる。社会的利益も重要だが、当初から社会的利益を優先して追求するのではなく、当事者や専門家にとって利益と感じられる成果を優先し、次に少し広域な範囲での利益となる成果創出をめざし、最終的に全国的な成果の創出をめざす、というプロセスを念頭においた戦略や事業運営が必要であろう。

6. おわりに

ITが日常生活へ多大な関与をしている昨今では、世界的な健康意識の向上に伴い、今日ではマイクロソフトのHealthVaultのようなグローバル企業

による大規模な民間サービスが次々と提供されている。また遺伝子検査も個人を対象とした、簡便かつ安価なサービスが登場している。中には、検査会社からの解析結果がオンラインで本人にフィードバックされ、類似遺伝子をもつ世界中の参加者とSNSでの出会いを提案するグローバルサービス展開をしている事例のように、健康情報は、情報主体である当事者の健康状態を把握するという従来の目的から飛躍的に発展して、予想もつかないような目的を達成しようとする民間サービスにまで、その利活用の幅は拡がりをみせている。しかし、多くの人がこうした民間サービスには気軽に自分の健康情報を利用させている反面、地域や国の医療や健康の増進に貢献があるはずの、公的な色の強いサービスはまだ広がりを持ちにくい社会状況にある。国の掲げた社会の将来像が国内のコンセンサスを得るのに時間を要する状況にあるとき、この状況の打破に向けアカデミアはどう貢献できるのか。次章以降でそれぞれの分野の専門家の知恵をみていくこととしたい。

参考・引用文献

1) 石樽康雄「医療・健康情報に関する国内外の動向と標準化・相互運用性」『NTT技術ジャーナル』vol. 23, No. 3、2011年3月、pp. 88-91.
2) NTTデータ経営研究所「平成23年度東北復興に向けた地域ヘルスケア構築推進事業 医療情報に関する海外調査報告書 2013年3月」、pp. 33-42.
3) NTTデータ経営研究所、op.cit., pp. 24-32.
4) NTTデータ経営研究所、op.cit., pp. 14-23.
5) 大下淳一「〈日経デジタルヘルス〉国内電子カルテ市場は2018年に2000億円規模、シード・プランニングが予測」(http://techon.nikkeibp.co.jp/article/NEWS/20140820/371619/?ST=ndh 閲覧日：2014年8月20日)
6) 外務省「オーストラリア連邦基礎データ」(http://www.mofa.go.jp/mofaj/area/australia/data.html 閲覧日：2014年4月21日)
7) 外務省「グローバルな情報社会に関する沖縄憲章（仮訳）」(http://www.mofa.go.jp/mofaj/gaiko/summit/ko_2000/documents/it1.html)
8) 外務省「G8コミュニケ・沖縄2000（仮訳）」(http://www.mofa.go.jp/mofaj/gaiko/summit/ko_2000/documents/commu.html)
9) 外務省「大韓民国基礎データ」(http://www.mofa.go.jp/mofaj/area/korea/data.html 閲覧日：2014年12月26日)
10) 外務省「台湾基礎データ」(http://www.mofa.go.jp/mofaj/area/taiwan/data.

html　閲覧日：2014年4月1日）
11）慶應義塾大学SFC研究所eケアコンソーシアム「平成18年度　サービス産業創出支援事業（健康サービス分野）　利用者中心型の在宅医療・在宅介護情報共有化推進事業　MYSSIプロジェクト調査研究報告書」、2007年2月。
12）経済産業省「第7章　商務情報政策局　1. 政府における取組」『平成16年度経済産業省年報』、p. 321.
13）厚生労働省「レセプトの電子化の状況と診療報酬支払い早期化について 2011年7月」（http://www.mhlw.go.jp/stf/shingi/2r9852000001jcmq-att/2r9852000001jcu1.pdf）
14）高度情報通信ネットワーク社会推進戦略本部「IT新改革戦略　2006年9月」（http://www.kantei.go.jp/jp/singi/it2/kettei/060119honbun.pdf）
15）高度情報通信ネットワーク社会推進戦略本部「i-Japan戦略2015　2009年7月」（http://www.kantei.go.jp/jp/singi/it2/kettei/090706honbun.pdf）
16）高度情報通信ネットワーク社会推進戦略本部「新たな情報通信技術戦略 2010年5月」（http://www.kantei.go.jp/jp/singi/it2/100511honbun.pdf）
17）高度情報通信ネットワーク社会推進戦略本部「世界最先端IT国家創造宣言 2013年6月」（http://www.kantei.go.jp/jp/singi/it2/kettei/pdf/20130614/siryou1.pdf）
18）政府・与党医療改革協議会「医療制度改革大綱　2005年12月」（http://www.mhlw.go.jp/bunya/shakaihosho/iryouseido01/pdf/taikou.pdf）
19）高橋和榮「医療分野の情報化」『日本放射線技術学会　東北部会雑誌』16号、2007年、pp. 14-17.
20）電子情報通信学会『知識ベース』（11群　社会情報システム）4編　医療情報システム「1章　病院情報システム」pp. 1-10（http://www.ieice-hbkb.org/files/11/11gun_04hen_01.pdf）
21）特定非営利法人日本医療ネットワーク協会　調査報告書「ニュージーランドおよびオーストラリアにおけるEHRの現状調査」、2012年3月、pp. 33-37.
22）内閣府大臣官房政府広報室「政府広報オンライン　マイナンバーとは」（http://www.gov-online.go.jp/tokusyu/mynumber/point/）
23）中野直樹「日本の医療情報システムの現状と番号制度　2014年1月」（http://jp.fujitsu.com/group/fri/downloads/events/conference/20140120nakano.pdf）
24）等雄一郎「【オーストラリア】2012年個人管理電子保健記録（PCEHR）法の制定」『外国の立法』252（2）、2012年8月（http://dl.ndl.go.jp/view/download/digidepo_3517520_po_02520210.pdf）

25) 保健医療情報システム検討会「保健医療分野の情報化にむけてのグランドデザイン　2001 年 12 月」(http://www.mhlw.go.jp/shingi/0112/s1226-1a.html)
26) 民主党「レセプトオンライン請求の原則化」『民主党政策集　INDEX2009』（民主党アーカイブ　http://www2.dpj.or.jp/policy/manifesto/seisaku2009/index.html
27) 吉原博幸「EHR：地域医療情報ネットワークの現状と課題」『新医療』2011 年 2 月号、pp. 104-110.
28) NEHTA "Concept of Operations: Relating to the introduction of a Personally Controlled Electronic Health Record System", 2011. (http://ehealth.gov.au/internet/ehealth/publishing.nsf/content/PCEHRS-Intro-toc)

第3章

プラットフォーム設計の思想

中澤　仁

❖本章の概要❖

　人の健康を高めていくことを目的とした価値創造の健康情報プラットフォームにおいては、前述の通り、様々な主体間の円滑なコミュニケーションが非常に重要となる。従って、このコミュニケーションを活性化するための何らかの仕掛けが必要となる。情報技術はそうした仕掛けの一部として不可欠であり、健康情報プラットフォームの善し悪しは情報技術の設計の善し悪しに強く依存すると言える。

　本章では、健康情報プラットフォーム中の情報技術を「健康情報システム」と呼び、このプラットフォームがより多くの価値を創造し、利用者がより安心してその恩恵を享受できるようにするための、あるべき姿を考察する。まず、健康情報を個人の視点から「こちら側」と「あちら側」の2つに整理した上で、健康情報プラットフォームのユースケースや二次利用といったトピックを取り上げる。また、ユーザが健康情報プラットフォームを安心して利用するための重要な概念として「ディペンダビリティ」を取り上げ、今後の展開を予想する。

1. 健康情報システム

　第1章で定義した健康情報プラットフォームの中の、特に情報技術の部分を、本節では「健康情報システム」として論じていく。健康情報システムの役割は、人の健康に関するあらゆる情報を蓄積しておき、それを利活用することで、人の健康の増進や回復に資する取組みを行うための、組織同士や人同士のつながりを支援することである。人の健康に関する情報は非常に多様であり、かつ、その人の健康に関与する人や組織、すなわちステークホルダーも同様に多様である。一方で、健康情報システムそのものが備えるべき機能は、概念的には比較的単純で、以下の2点に大別できると考えられる。

健康情報の収集
　健康に関する一次的な情報を広く収集し、蓄積しておく機能である。人の健康に関する情報と一口に言っても、それは後述するように、電子カルテやお薬手帳、検診結果、食事、運動、睡眠等の記録など様々である。これらの情報は電子機器から直接取得できる場合もあれば、医療関係者等から明示的に入手するものもある。健康情報プラットフォームがより高い価値を創造するには、上記をはじめとする情報を可能な限り大量に収集し、失うことなく維持管理できる機能が、システムの要件として求められる。

健康情報の提供
　蓄積された情報を必要に応じて当事者を含むステークホルダーに提示する機能である。個人が自分自身の情報を単純に振り返るような場合から、営利・非営利を問わず民間の法人あるいは団体が自らの目的のために第三者の情報を利活用する場合、あるいは国や地方自治体が、多数の国民や住民全体の健康に資する付加価値の高い新しい情報を生成するために、それらの情報を解析する場合などが考えられる。いずれの場合においても、個人の情報を確実に保護することが必須である。

健康情報は個人情報であることから、個人の健康には直接的に関係のない第三者による情報の利用は、それが民間企業であろうと行政機関であろうと、いわゆる二次利用と呼ばれ、少なくとも日本においては広く社会的に許容されているとは言いがたい状況にある。この理由の一部には、情報システムそのものに対する信用が十分でないことがあるだろう。証券取引所や空港、あるいは都市銀行の情報システムでは近年も大規模な障害が発生しており、同様の障害が健康情報システムでも発生しうると考えると、不安を感じることは自然である。しかしながら、大量の情報を処理して新しい価値を創造する過程は、少なくとも部分的には二次利用の範疇に入ると考えられ、それなしには健康情報プラットフォームそのものの価値が激減すると言える。そこで本章では、まず、個人の健康情報とステークホルダーとの関係を整理し、情報のいわゆる一次利用と二次利用の概念を明確にした上で、そこに存在するリスクを概観し、より多くの価値創造を安全に実現するための健康情報システムの設計思想を明らかにしていく。

(1) **情報のあちら側とこちら側**

健康情報プラットフォームが扱う個人の健康に関する情報は幅広く、ほぼ無限にある。それらの情報は、個人を主体として考えると、個人の側すなわち「こちら側」で生成される情報と、医師や看護師など第三者の側「あちら側」で生成される情報がある。ひとまず図3-1のように、前者をこちら側情報、後者をあちら側情報と呼ぶことにして、健康情報システムで扱われるべき情報を概観してみる。

こちら側情報は、個人の体そのものに関する情報（生体情報）や、その活動に関する情報（活動情報）が代表的である。生体情報は、個人が自宅等で測定して取得される。粒度の粗細により多様に存在する上に、体温や心拍数、体重といった個人が容易に測定できるものから、心電図や脳波など、高度な設備がないと測定できないものまである。20世紀のうちは、心電図や脳波等は個人では測定できない「あちら側情報」であったが、近年ではそ

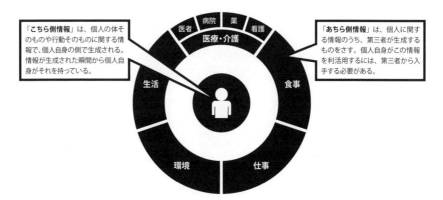

図 3-1　こちら側情報とあちら側情報

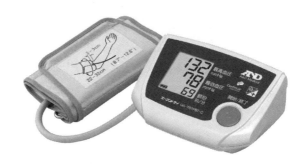

図 3-2　Bluetooth を内蔵した家庭用血圧計
(http://www.aandd.co.jp/adhome/products/me/ua767pbt-c.html より)

れらを「こちら側」で取得できる新しい機器や技術が普及してきており、大変手軽にいろいろな情報が入手可能となっている。例えば、図 3-2 のような、Bluetooth と呼ばれる無線通信技術を搭載した家庭用の血圧計や脳波計等も販売されている。こうした機器を用いることで、個人のスマートフォンやパソコンを使って、生体情報を容易に取得できるようになりつつある。今後はこうした家庭用の機器で、より多様な情報をより精度高く取得可能になると考えられ、個人のレベルで高度な生体情報管理が可能になってくると思われる。

　こちら側情報のもう一つは活動情報であり、これは食事や運動、睡眠の内

第3章 プラットフォーム設計の思想 69

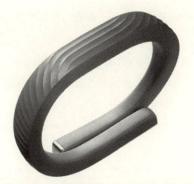

図3-3 JAWBONE UP リストバンド
(https://jawbone.com/intl/up より)

容から,移動履歴,パソコンやスマートフォンの利用時間等多様である.近年では,スマートフォンにGPS受信機や加速度センサ,気圧センサ,電子コンパス等様々なセンサが搭載されるようになり,それらのセンサを有効に使うことで様々な情報が自動で取得可能となっている.加速度センサを解析すれば,1日の歩行数を記録することはもちろん,歩行や自転車,バス乗車など,個人の移動手段を推定できる.また,スマートフォンと連携可能な活動量計や睡眠計も容易に入手可能となっている.JAWBONE UP リストバンド(図3-3)は,手首につけておくだけで,睡眠時間をレム睡眠とノンレム睡眠とに区別して把握できる他,歩数や消費カロリーなどいろいろな活動情報を取得可能である.さらに,こちら側情報の取得に関するスマートフォンのアプリケーションも非常に多数ある.例えばFoodLog (http://app.foodlog.jp)は,スマートフォンのカメラで撮影した食事画像から,画像解析技術により料理名やカロリーまでを推定してくれるといったユニークな機能を持っている.

このように,こちら側情報の取得技術は急速に進歩しており,本書が出版される頃には全く新しい技術が生まれている可能性もある.そうした中で,健康情報システムは,常に生まれる新たな種類の情報を収集,提供できる必要があり,高い拡張性が求められている.

あちら側情報も非常に多様であるが,そのほとんどは利用されずに捨てら

れていると言ってよい。例えば、日々の食品購買履歴や公共交通機関の乗車履歴、自動車の運転履歴などである。自分が何を買って、どこをどのように移動したか、という情報は、直接的には個人の健康とは無関係に思えても、他の情報と結びつくことで意味を持つことがある。例えば、移動や滞在の場所に関する情報と、その場所での大気汚染の情報とが結びつけば、個人が汚染された大気にどれだけ曝露されたか、といった情報が得られる。多くの情報はこのように間接的に個人の健康に関係している。しかし、前述のような情報は、店舗のレジや鉄道の改札機、自動車のカーナビゲーションシステム等で生産され、ネットワークのあちら側のサーバに一定期間保存されるものの、そのうち削除されてしまう。従って、あちら側情報は削除されてしまう前にいち早くこちら側に回収することが重要である。

　あちら側情報の代表的な例として、医療情報が挙げられる。個人が医師の診療を受けると、医師は診療録と呼ばれる媒体（いわゆるカルテ）にメモをする。これは医師法第24条1項に定められた医師の義務である。個人の情報を第三者である医師が生産するため、医療情報はまさにあちら側情報である。医師法はまた、第24条2項で、診療録を5年間保存しなければならない、としている。このため医療情報は、診療から5年経過すると抹消される可能性がある。しかし、個人に施された過去の診療に関する記録は、その診療の善し悪しによっては、何十年も先の未来に大きな意味を持ってくる場合も想定されるため、健康情報システムに永続的に保存しておくことが望ましい。なお、図3-4に示すように、医師が保存しているあちら側情報をいったんこちら側へ回収し、その後で健康情報システムに保存する形態のシステムをPHR、医師が直接健康情報システムへ保存する形態のシステムをEHRと呼ぶことが多い。

　前述の通り、大気汚染などの環境情報も、代表的なあちら側情報である。個人が日常を過ごす環境は、個人の健康に大きな影響を及ぼすため、それは当然、健康情報の一種である。例えば空気中のアスベストやPM2.5、PM1.0、あるいは放射性物質は、人体に悪影響を与えることが分かっているため、それらの物質の濃度は重要な健康情報である。一方で、これらの情

第3章　プラットフォーム設計の思想　71

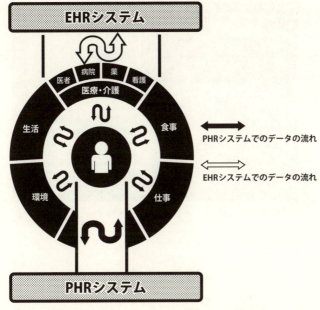

図 3-4　EHR と PHR におけるデータの流れ

報を個人が継続的に測定することはほぼ不可能であるから、実際には、国や地方自治体等がそれらを測定し、個人はその結果を参照することとなる。こうした情報はインターネット上に散見される。国内における代表的な例が、環境省が構築、運営している環境省大気汚染物質広域監視システム「そらまめ君」(http://soramame.taiki.go.jp) である。そらまめ君では、日本全国に1,700 カ所以上設置された測定局からのデータを 1 時間おきに掲載している。逆に言えば、データは 1 時間ごとに上書きされてしまい、直前のデータは消えてしまう。従って、このようなあちら側情報も、消えてしまう前にこちら側に回収しておかないと、後で参照できなくなってしまう。さらに、同システムでは日本全国を 1,700 カ所強の測定拠点でカバーしているとはいえ、その空間粒度は非常に粗く、自分の身の回りの大気汚染状況は厳密には得られない。このため、特に海外では、より高密度にセンサを設置して、環境に関するあちら側情報の充実を図る事例も存在する。例えばスペインのサンタン

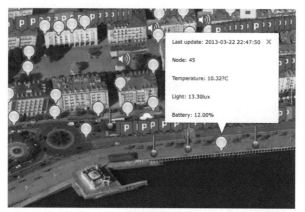

図3-5　スペイン・サンタンデール市のセンサ設置場所
(http://www.smartsantander.eu/map/ より)

デール市では、人口20万人弱の地域に2,000個強の環境監視センサが設置されており、図3-5に示すように、住民に対して情報がリアルタイムに提供されている。また神奈川県藤沢市では筆者らが、市内を毎日くまなく走行する清掃車にPM2.5やUVセンサを設置して、空間粒度の非常に細かい環境情報を収集している。

　以上のように、こちら側とあちら側とで健康情報を整理してみると、その多様さが明らかとなる。健康情報システムにおける第一の役割である「健康情報の収集」は、こうした多様な情報を、一カ所に集めることにある。前述のように、ネットワークを介してスマートフォンと接続できる体組成計や血圧計、食事記録を取るスマートフォンのアプリケーションなど様々な手段で、こちら側情報である健康情報の記録が可能となっている。しかしながら現状では、それらの情報は、体組成計メーカーの持つデータベース、アプリケーション提供者の持つデータベース、あるいはスマートフォン自体の中など、インターネット上のいろいろなところに散らばっている。またあちら側情報も同様に、医療機関や国、地方自治体、民間企業のデータベース等により保持されていて、当事者の手元には存在しない。従って健康情報システムの構築に当たっては、これらのような既存のデータベース等から当事者に関する

情報を取り戻すための仕組みやインタフェースが重要となる。

　また、近年では、前章で紹介されたように、国民や住民の健康増進あるいは医療の効率化のために、医療情報の電子的なやり取りを加速させるような政府や地方自治体の施策がある。これらは、医療情報を俯瞰的に分析して新たな価値を持つ情報を創造するという意味で、非常に重要である。ただしそれらの施策において、医療情報のみに特化することは、健康情報の多くの部分を無視することと同じである。ある疾患に罹患した人の情報を解析するときに、暴飲暴食を繰り返してきた人とそうでない人、大気汚染の酷い地域で長年生活した人とそうでない人、あるいは毎日適度な運動をしている人とそうでない人とは、当然ながら区別して解析されなければならないことから、健康情報（こちら側情報）と医療情報（あちら側情報）が何らかの形で統合されることは極めて重要である。従って、国民や住民の健康増進を図る場合、国や地方自治体は人と環境の両面、かつ医療とそれ以外の両面から包括的な情報戦略を採る必要がある。

(2) ステークホルダーのあちら側とこちら側

　健康情報をプラットフォームに保存する当事者から見ると、その周りには様々な第三者が存在する。当事者あるいは第三者は、それぞれ異なる目的を持って個人の健康情報を利活用し、自分自身の価値とする。ここで当事者をこちら側、第三者をあちら側と整理するとすれば、第三者の中にはこちら側に限りなく近い者と、より遠い者が存在すると言える。当事者の家族や後見人など第三者の一部は、当事者を代理して健康情報を維持・管理する場合があり、そうした場合のあちら側とこちら側の境界線は曖昧である。例えば、介護を要する高齢者とその子どもとの関係を考えると、家族の立場としては、親の健康情報を把握することは自然である。しかし親には親の考えがあり、自らの病状等を子どもに明かしたくない場合もあるだろう。この例において、子の代わりに成年後見人や訪問看護師を当てはめて考えると、問題はより複雑になる。まず、こちら側からあちら側まで、当事者に近い順番に健康情報の利活用方法を考えてみることにする。

当事者に関しては、健康の増進を目的とする人も、その回復を目的とする人も、医療を含めて自分自身が日々受けたサービスや、自分自身の活動そのものを記録しておくことで、それを後から参照して自分自身の行動に関する意思決定に役立てられる。頭痛持ちの人は、頭痛が発生したタイミングと、毎日の活動や気分、血圧等を記録しておくことで、どんなときに頭痛が発生するのか知ることができるし、糖尿病患者は血糖値や食事内容を記録しておくことで、食事療法自体の効果向上を見込める。運動部に所属する学生や生徒は、日々の練習内容やその日のパフォーマンス、体重や体脂肪率を記録しておくことで、部活動に対するモチベーション向上につなげられるだろうし、老若男女問わず日々の歩行数を記録しておけば、明日はもう少し歩こう、といった活動の改善につながる可能性がある。このように、個人は様々な活動から得られる情報を記録することで、それらを組み合わせて振り返り、自分をよりよく知ることができる。

　しかし、自分の健康情報を自分で振り返るだけでは、分かることに限界がある。そこで、記録した自分の情報を専門家など第三者に直接見てもらい、より多くの価値を得るというかたちでの利用が生じる。医師や看護師、薬剤師などの医療従事者は、患者に対して医療サービスを提供する際に、患者に関する健康情報を通じてその患者のことをより多く知ることで、より良い医療サービスを提供できる。また、健康の増進を目的として運動する人の場合、日々の運動量等をトレーナーに見せることで、より良い指導が受けられる他、同じ目的を共有する友人と見せ合うことで、お互いを高め合う効果が生まれる。このように、個人の健康情報を、当事者が直接的に接する第三者へ開示し共有することは、当事者自身がより健康になろうという目的に合致している。健康情報の一次利用とは、当事者自身による振り返りも含め、以上のような利用形態を言う。

　一方で、行政機関や研究機関、民間企業など、当事者と直接的に関係のない第三者が、大量の健康情報を使って新しい情報を生産したり、自らの事業に活用したりして、当事者以外の個人等に価値を提供することを、健康情報の二次利用と言う。例えば、研究機関が健康情報を使って、サプリメントの

コラム　神奈川マイカルテのあちら側とこちら側　　　　Column

　神奈川県と慶應義塾大学ライフクラウド研究コンソーシアムが 2013 年 5 月から翌年 9 月まで共同で実証実験を行った「神奈川マイカルテ」では、お薬手帳情報をネットワーク上のサーバに保存しておき、スマートフォンやパソコンを使って参照できる、電子版お薬手帳を構築した。この実験では、実験に参加された方々はもちろんのこと、地元の薬剤師会や薬局、病院、診療所等、多くの方々にご協力いただき、多くの知見が得られた。

　お薬手帳の情報（以下、お薬情報と呼ぶ）は、2012 年に一般社団法人保健医療福祉情報システム工業会より「電子版お薬手帳データフォーマット仕様書　Ver. 1.0」[1]が公開されたことから、薬局が患者に対して二次元コードが印刷されたお薬手帳用紙を発行することが容易になった。二次元コードには、お薬手帳用紙に従来から印刷されてきた患者情報や処方情報がエンコードされていて、これをスマートフォンやパソコンのカメラで読み取ることで、簡単に電子化できる。

　お薬情報は、医師の処方に基づいて薬局が薬を処方することで生成される、あちら側情報である。20 世紀の終わり頃までは、患者に対して薬が渡され、服用の仕方や効能に関する情報は薬剤師が口頭で解説していた。しかし最近は、こうした情報が紙や上述の電子的データとして患者、すなわちこちら側に渡される。患者はこれを、自らの意思で自分のパソコンやスマートフォン、あるいはサーバに保存することで、永続的に維持管理可能となった。

　このような情報は理想的には、薬局で生成された瞬間にサーバに保存されて、患者や医師が必要に応じて参照できることが望ましい。しかしながらそうした環境はまだ整っていない。このため神奈川マイカルテでは、上述のように、あちら側情報をこちら側に回収して、個人の判断でサーバ上に保存するという手段をとった。実験参加者に対して実施したアンケートでは、サーバ上に自分のお薬情報を保存することについて、個人情報漏洩の点から脅威を感じるという指摘もあった。当然、サーバ上に保存された情報は当事者のみしか参照できない仕組みになっているが、より安心してこうしたシステムを利用していただくためには、運用者は患者に対して説明責任を継続的に果たしていくことが非常に重要であると言える。

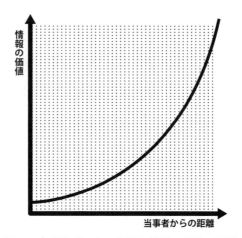

図3-6 当事者からの距離と情報の価値の関係

摂取内容と健康増進との関係について新たな知見を得ようとするときがこれに当たる。このとき、その新たな知見を使って当事者以外の第三者が価値を享受しうる。このことは、健康情報を記録する当事者の目的とは関係がないため、二次利用となる。個人の健康情報が、当事者本人以外の利益に利用されるため、通常は情報が匿名化され、個人を特定不能とした上で諸機関や企業に渡る。

　以上の議論から明らかなように、当事者との関係が稀薄なほど、すなわちこちら側から遠いほど、その第三者が扱う健康情報の量が増える。一般的に、情報は同種のものが大量に集まると巨大な価値を持つ。ある企業の社員が、その企業の顧客情報を不正に名簿業者等に売り渡すとき、たった一人の顧客情報よりも、数千人の顧客情報の方がはるかに高く売れるだろう。健康情報も同様で、多く集まることで巨大な価値を持つ。従って、図3-6に示すように、こちら側から遠い第三者が扱う健康情報は、大量であるがために非常に価値が高いものとなる。同時に、こちら側から遠く離れるほど、ある個人の健康情報がどのように扱われているか、当事者が把握することが困難になる。このことは、大量の健康情報を悪用して利得を得ようとする悪徳行為が生じる可能性を示唆している。従って、健康情報システムにおける第二の役割で

ある「健康情報の提供」は、個人の健康情報の開示や秘匿等に関する制御を当事者自身が保持することを確実に保証することが重要である。

2. ユースケース

健康情報プラットフォームで扱う個人の健康情報と、それを取り巻くステークホルダーを明らかにしたところで、次に「ユースケース」を概観していく。ユースケースとは情報学の用語で、あるシステムを誰がどのように使うか？　ということ（ケース）を分析してシステムの機能的要求を大まかに把握することが目的である。健康情報システムの典型的な使われ方を網羅的に分析することで、同技術が備えるべき機能を明らかにするものである。ここでは、健康情報システムを中心として、それに対してどのステークホルダーがどのような操作を行うかという観点で、分析を進めていく。

(1) 加入

第一に、健康情報プラットフォームを通じて健康情報をやり取りする主体は、プラットフォームへ加入する必要がある。プラットフォームへの加入は通常、健康情報システム上でのユーザアカウントの作成を伴う。健康情報システム上で個人は一意に識別可能である必要があるため、ユーザアカウントあるいはそれに関連づけられた番号等は一意である必要がある。ただし、健康情報システム上でのアカウント情報から、個人を特定可能であることは必須ではない。後述するように、アカウントを作成した個人は、自らの健康情報を健康情報システム内に保存することとなるが、それを自ら参照したり、自らのスマートフォンあるいはタブレットに表示して医療従事者に閲覧させたりする等のユースケースにおいては、健康情報システム上で個人が特定可能である必要がないためである。一方で、健康情報システム上の情報を国が保健医療に活用（例えば国から関係機関に対する医療費の支払額を算出）するといったユースケースを想定した場合には、保険証番号をはじめとして個人を特定可能とする情報が必要となる。従って、アカウント情報に含むべき情報

は、ステークホルダー間でプラットフォームをどう位置づけるかに依存する。

　また、医師や看護師、薬剤師等の健康情報の一次利用者、および国や地方自治体、民間企業等を含む健康情報の二次利用者も、加入の対象とすることができる。これらは、健康情報を保存する当事者からすれば第三者である。しかし、例えば当事者が、任意の第三者（当事者の家族や医師、介護士等）に健康情報の遠隔常時監視を依頼するような一次利用のユースケースにおいては、それらの第三者が当事者の健康情報を閲覧する権利を持つことを、健康情報システム上で表現しなくてはならない。また、健康情報の二次利用者については、当事者が認める健康情報の一部分しか閲覧あるいは利用できない、すなわち当事者の健康情報を自由に閲覧できないことを、同様に表現する必要がある。従って、これらのユースケースを想定する場合には、健康情報を保存する当事者に加えて、第三者のアカウントが必要である。

(2) 保存

　プラットフォームに加入した主体は、前節で取り上げたように様々な健康情報を自ら、あるいは第三者に委任してプラットフォームへ保存する。前者は、例えば体重や毎日の歩数のように、自ら取得した自らの情報を、自ら保存するという意味である。このとき通常は、パソコンやスマートフォンに値を手で入力するか、それらの機器がネットワーク経由で体組成計等の測定器から自動的に取得した値を保存することとなる。医療情報についても、例えばお薬手帳データのように、薬局から患者等へいったん手渡される情報を、患者等が自ら保存する場合はこちらに該当する。現時点では、少なくとも日本では、電子カルテや調剤情報、各種の検診結果等の医療情報は、それを医療機関等から直接保存可能なプラットフォームが広く存在しないため、患者等が自ら保存する必要が生じている。

　一方で、近年では電子カルテが徐々に普及しているほか、医療保険事務はほぼ完全に電子化されているなど、医療の情報化が進んでいる。従って、既存のそうした情報システムと、健康情報システムを相互に接続し、前者から後者へ医療情報等を直接保存する形態も実現しうる。この場合、当事者から

見れば、自らの健康情報を健康情報プラットフォームへ保存する行為を第三者へ委任することとなる。従って、健康情報システムではこのような委任行為を可能とする必要がある。

(3) 参照

プラットフォームに加入した主体は、健康情報を参照して自らの目的達成を目指す。このとき、自らの健康情報を自ら参照する場合と、第三者が保存した健康情報を参照する場合とでは、当然のことながら、健康情報システム上での扱いが異なる。まず前者においては、当事者が自らのすべての健康情報を閲覧する権利があると考えるのが自然である。次に後者においては、当事者が許可した第三者のみが、同様に当事者が許可した情報のみを閲覧できるべきである。従って健康情報システムは、健康情報に対するアクセス制御を正しく行える必要がある。

ただし、医師が患者に開示すべきでないと判断する情報については、取り扱いに注意が必要である。例えば、現実の医療においてがんの告知、特に余命告知については、それを望まない患者も少なくない[4]。従ってこうした情報はそもそも情報技術ではなく、医師と患者の人と人との関係を通じて、必要に応じて患者にもたらされるべきものである。しかし、二次利用において、特に研究機関が専ら研究目的でこれを利用するに際しては、あらゆる情報が健康情報プラットフォーム上で参照可能であることが望ましい。

二次利用においては、多数の個人の健康情報を用いて営利目的の事業を行う民間企業の存在も想定しておく必要がある。例えば、製薬企業はお薬手帳情報を用いて自社の薬品の医療機関別処方統計を算出し、医療機関への働きかけや宣伝を実施できるかもしれない。このような民間企業の活動においては、多数の個人の健康情報から利潤を得ることとなる。従ってこのようなユースケースを想定すると、個人が第三者に対して自らの健康情報を参照させる代わりに対価を得る、すなわち健康情報の売買が可能となっている必要があると考えられる。

(4) 脱退

　健康情報プラットフォームに加入したものの、それに対する情報の保存を望まなくなった個人は、それから脱退することとなる。脱退に際して、健康情報システムでは脱退者の情報を何らかの形で脱退者自身に引き渡した上で、内部に保持する健康情報を削除する必要がある。健康情報システム内部に保存された脱退者の情報が保持されたままだと、それが脱退者のアクセス制御範囲外に存在することとなり、当事者の意図しない二次利用あるいは不正利用の対象となりかねない。また脱退者自身に情報を引き渡すのは、その個人が健康情報プラットフォームに再加入する可能性があるからである。再加入に際しては、脱退時に引き渡された情報を一括して再保存することで、脱退前の状態にまで戻ることができる。

(5) 移動

　健康情報プラットフォームを民間企業や地方自治体、あるいはNPOが運営する場合、日本国内に複数の健康情報プラットフォームが存在することとなる。また国が運営する場合では、世界の国ごとにそれが存在することになる。このため、自治体間、国家間の人の移動に伴って、個人の健康情報は異なる健康情報プラットフォーム間で移動、すなわち引っ越しすることとなる。また、特定の民間企業が運営する健康情報プラットフォームよりも他企業のそれが自分にとって望ましいサービスを提供すると考える個人も、同様に引っ越しすることとなる。

　引っ越しに際しては、健康情報の移動が必要となる。前述の脱退と加入によって健康情報プラットフォーム間を引っ越しすることも可能であるが、個人にとってはデータの移行が煩雑となる。このため、異なる健康情報プラットフォームの情報システム同士がネットワークを介して接続し、健康情報を直接移動させる機能が必要である。

3. リスクとディペンダビリティ

　人が銀行に預金するときには一般に、その銀行を信用している。また、一度お金を預ければ、そのお金は銀行のシステムに依存して存在する。どんなに信用度の高い銀行でも、システムが誤作動したり、従業員が悪徳行為を行ったりする可能性は否定できず、そうした事態が発生するとそのお金は消失するかもしれない。銀行のシステムはおそらく正しく構築されているが、定期的に発生する利息の計算が厳密に正しいかどうかなど、実際の正しさは預金者には分からず、人はそれを正しいと信用している。このように、システムの正しさと信用の高さは別の問題である。

　通常、正しく構築されて正しく運用されているシステムでは事故が起きない。つまり人はそのシステムに依存できる。航空機はほとんどの場合で正しく製造・運用されているので人はそれに依存して旅行できる。ただし、稀に正しく運用されずに事故に至る。そのシステムにどれだけ依存できるかの度合いを、情報学の分野では「ディペンダビリティ」と呼ぶ[2][3]。上述のように、正しく構築されても正しく運用されなければ依存可能性が低くなるので、ディペンダビリティは構築と運用の両方で決まると言える。

　証券取引所や空港、あるいは都市銀行など、社会を支える情報システムではこれまでたびたび大きな障害が発生しており、結果として証券取引機会の消失、航空機の運行停止、あるいは銀行取引の停止など社会的な損失が生じている。また、社内の顧客名簿を外部の業者に売り渡す反社会的行為の結果、数千万人分の個人情報が流出する事態も発生している。これらは、前者がシステムそのものに起因する問題であり、後者がシステムを運用する人に起因する問題である。健康情報システムにおいても同様の問題が生じる可能性が考えられ、それに対する事前、事後の対処を備えておくことは必須である。

　このような、生じうる問題をリスクと呼ぶ。健康情報プラットフォームは、人の健康や生命がそこに依存しうる重要な社会基盤であることから、リスクに対して網羅的に対処した、高いディペンダビリティとセキュリティを

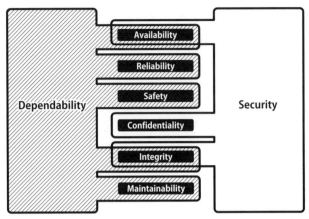

図 3-7　Avizienis らによるディペンダビリティとセキュリティの概念整理[3)]

備えた情報システムがそこには必須である。Avizienis らは、情報システムのディペンダビリティとセキュリティを図 3-7 のように定義している[3)]。すなわち、ディペンダビリティとは可用性、信頼性、安全性、一貫性、および管理性の各性質が複合した概念であり、セキュリティとは、可用性、機密性、および一貫性の各性質が複合した概念である。情報システムのリスクはこれらの各性質にそれぞれ多数存在し、そのうち一つでも現実に発生して、それが放置されると、上述した各種の障害につながる。なお、ディペンダビリティに関する国際標準化は、IEC（International Electrotechnical Comission：http://www.iec.ch）の技術委員会にて進められており、セキュリティに関するそれは、ISO（International Organization for Standardization）および IEC により ISO/IEC 27000 シリーズとして標準化済である。このうち、ISO 27799：2008 では、健康情報の情報セキュリティ管理が定められている。

　このように、健康情報システムでは、前節で述べたような機能に関する要求（機能要求）に加えて、それらの機能が満たすべき性質に関する要求（非機能要求）が存在する。具体的に言えば、あるシステムが非常に高度な機能を備えていても、その機能の処理にとても長い時間がかかったり、その機能がよく誤作動したりする場合、そうしたシステムでは、機能要求は満たして

いても非機能要求を満たしていない、ということになる。従って健康情報システムでも、非機能要求を明らかにしておく必要がある。

(1) 可用性に関する要求

　第一の非機能要求として、可用性が挙げられる。一般的に可用性とは、あるシステムの機能やデータが、それらに対する正しいアクセス権限を持つ利用者に対して、常に利用可能となっている性質である。人の活動には途切れが無く、任意の時刻に任意の場所で健康情報プラットフォーム上で健康情報の保存や参照といった機能が実行可能でなくてはならない。このとき、各機能は、あらかじめ許可された者のみが実行可能でなくてはならない。またデータの観点では、健康情報プラットフォーム上のデータは常に参照可能である必要があるものの、ある個人のデータはその個人あるいはその個人が許可した第三者のみが参照可能でなくてはならない。

　可用性を阻害しうるリスクには、例えばシステムのバグなどの内的要因や、ネットワーク上での事故やDoSアタックをはじめとする外部からの攻撃などの外的要因、あるいはシステム管理者による誤操作などの人的要因が挙げられる。これらのリスクが発現した際にそれを放置すると、サービスの停止に至る。

(2) 信頼性に関する要求

　可用性に関するリスクに様々な対応をしたとしても、例えばシステムを動作させるハードウエアが突然故障したり、落雷等で電力供給が停止したりする等、不測の事態が起こりうる。信頼性とは、こうした事態が発生して一時的にシステムの構成要素が停止しても、サービスの提供を継続する性質である。一般的には、機器1台が故障しても他の機器が代替したり、データの多重化により、いずれかのデータが何らかの原因で消失しても、バックアップデータにより代替したりするといった、ハードウエアやデータの多重化が行われる。

　信頼性を阻害しうるリスクには、単一故障点の存在や大規模災害が挙げら

れる。単一故障点の例としては、サーバの証明書がある。健康情報システムがSSL（Secure Socket Layer）を利用して構築される場合、サーバが本物であることを示す証明書が必要となる。証明書は、システム上では一つのファイルであり、消失を避けるために複製しておくことができる。しかし、証明書は一般的に期限付きであり、その期限が到来すると複製を含めたすべての証明書が無効となる。この期限の到来に気づかずに放置すると、システムが正常に動作しなくなる。また、東日本大震災で経験したような大規模災害が発生した際には、システムを構成する機材一式はもちろんのこと、地域全体のインフラストラクチャまでもが消失しうる。このような事態においても、人の一生分が保存された健康情報を一切失うこと無く、システムがサービスを継続する必要がある。

(3) 安全性に関する要求

システムの安全性とは、システムの動作に伴って人間の命が危険にさらされない性質を言う。自動車で動作する電子機器とそれに付随するシステムのように、その動作結果が人間の命に直結するシステムでは特に重要である。機能安全に関する国際規格IEC61508等が存在するものの、健康情報システムでは、人間の命は直接的にはそれに依存しないため、本書では詳述しない。ただし、システムが停止した結果医師等が医療行為に必須の情報を健康情報プラットフォームから取得できず、結果として特定の個人に適切な医療を提供できず、その個人の命に危険が生じるといった、間接的な事象は発生しうる。こうした事象に対しては、本節で述べる他の性質で対応することとなる。

(4) 機密性

健康情報は個人情報であることから、個人が許可した第三者以外へその個人の健康情報が漏洩してはならない。機密性とはこの性質を言う。可用性に関連して述べた、正しい権利を持つ者に対してのみデータを提供する性質と対になって、その権利を持たない者にはデータを提供しない、ということになる。ここで、機密性の対象は、健康情報プラットフォームの利用者に加え、

健康情報システムの運用者や管理者も含まれる。健康情報システムを運用、管理する個人に対しても、第三者の健康情報の参照を不可能とする必要がある。

　機密性を阻害しうるリスクには、大きく分けて情報システムそのものからの漏洩、ネットワーク上を流れる情報の傍受、およびスマートフォンをはじめとする利用者側端末からの情報の漏洩がある。このうち、情報システムそのものからの漏洩については、情報システムを構成するサーバ等に対する侵入に起因する場合と、悪意を持つ管理者が正当な手段でシステムから抽出したデータを外部に漏洩する場合が考えられる。

　いずれの場合においても、健康情報に対して暗号化等の保護手段を講じることが重要となるが、仮に情報システムが攻撃者に侵入されたとしても、全暗号化済データを入手不可能とするような、被害の局所化が必要である。

(5) 一貫性に関する要求

　ここまでは、システムが「正しく」構成されている性質、すなわち一貫性を前提としている。システムが以上で述べた各性質を発揮するには、その正しさを常に維持しなければならないということを意味する。しかしながら、大規模な情報システムからすべての不具合を除去することは不可能と言われており、常に保守、更新が必要となる。このとき、誤ってシステムの一部のモジュールだけが更新されると、他の未更新モジュールと正しい関係が維持できず、システムの一貫性が損なわれた状態となりうる。従って、情報システムは常に全体として正しく整合していなくてはならない。

　これに加えて、データの一貫性も重要である。データの一貫性とは、個人の観点では、データの一部だけが誤って更新されることが無い性質を意味する。例えばトランザクション処理の考え方では、1回のトランザクション中に複数のデータが更新されうる。ある銀行口座から他の口座へ振込処理を行う場合には、①振込元口座から振込額を減額し、②振込額を振込先口座へ送金する。何らかの理由によりこの振込トランザクションが①の直後で中止されたとき、これを放置するとデータの一貫性が損なわれるため、①の処理を

コラム　神奈川マイカルテの民間企業による運営 ── Column

　神奈川マイカルテでは当初より、行政ではなく民間企業による運営を目指して実証を進めてきた。この理由は、民間でできることは民間に任せておくことで、競争原理が働いて、より便利な機能がより早く提供されるという考えによる。ただし、開始当初はそうした民間企業を即座に見つけることができなかったため、実証実験期間中は、神奈川県と慶應義塾大学ライフクラウド研究コンソーシアムとが共同で運用に当たった。

　果たして行政と民間のどちらの運用がよいのか。この点について、実証実験開始約半年後に行ったアンケート調査で、「神奈川マイカルテは、将来的に民間事業者による事業運営とすることを目指しています。民間運営となった場合、引き続き、神奈川マイカルテを利用したいですか？」と聞いてみたところ、図3-8のように、約三分の一の参加者から否定的な回答が寄せられた。自由記述で理由を書いていただいたところ、民間企業による運営では情報の漏洩が不安であるため、という回答が多く見られた。

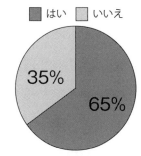

図3-8　民間運営となった場合神奈川マイカルテを利用したいか？

　機能の面では行政でも民間でも差がなく、非機能の面で差があるという捉えられ方である。言い換えれば、民間企業による運営ではディペンダビリティが低いのではないか？　という漠然とした不安に起因する信用度の低さを表している。神奈川マイカルテではこの不安を解消するために、運営にあたる民間企業を認証することとした。つまり県の「お墨付き」を与えるのである。もしお墨付きを持つ運営企業が問題を起こせば、当然、その企業にお墨付きを与えた県も何らかの責任を負うこととなる。

　今後、神奈川県は、認証した企業がシステムを正しく構築し、正しく運用に当たっていることを常に確認し、私企業だけでは醸成できない安心感を県民に提供していく必要があると言える。

元に戻す、すなわち振込元口座からの減額をキャンセルする必要がある。健康情報に関しても、個人が健康情報システムにそれを保存する際には、同様の考え方が必要となる。

　一方、二次利用等に際して健康情報データ全体を対象とする観点では、データの一貫性は健康情報の網羅性を意味する。すなわち、年齢や性別など個人の様々な属性について、それを網羅するに足るデータが、健康情報システムに含まれるということである。健康情報プラットフォームの参加者が増えれば増えるほど、網羅性が向上していくと考えられる。

　一貫性が損なわれうる要因として、攻撃による改変と事故による改変が挙げられる。攻撃による改変は、悪意のある第三者が健康情報システムへ侵入し、任意の個人の健康情報またはシステムの任意の箇所を部分的に書き換えることを言う。また事故による改変は、ネットワーク等を介したデータ転送の途中で発生する通信エラーや、健康情報を保存するストレージシステムの故障等が挙げられる。

(6) 管理性に関する要求

　前述の通り、情報システムは常に保守、更新が必要であり、これが可能である性質を管理性と呼ぶ。管理性の無いシステムとは、一度運用を開始すると、仮にシステム中に不具合があったとしても更新不可能なそれを意味する。通常あらゆるシステムは何らかの形で更新が可能であるものの、前述した可用性の観点からは、システムを停止させずに更新が可能であることが望ましい。また、保守、更新、あるいは運用には必ず管理者が必要であることも事実である。大規模災害時には、管理者を含むすべての個人が被災者となることが想定でき、そうした場合でも、健康情報システムが正しく管理できるよう、十分な管理体制を構築しておく必要がある。

　以上がシステム全体の観点であるのに対し、個人の観点では、その個人の健康情報を正しく管理できる必要がある。すなわち、これまで述べたように、個人が許可した第三者にのみ情報を参照させるユースケースにおいて、第三者に対するアクセス権の付与や取消を行える必要がある。また、その個人の

健康情報の閲覧履歴や、健康情報システムの利用履歴を保持しておくことで、不正なアクセスが生じていないことを各個人が把握できるようにしておくことも重要である。

4. 設計の思想

　ここまでで、健康情報システムに対する機能、非機能両面での要求が明らかになった。実際に健康情報システムを構築するにあたっては、それらを網羅的に考慮しながら、最適な設計を検討することとなる。このとき、設計上の様々な選択肢が存在し、健康情報プラットフォーム全体の目的や位置づけに依存してより正しい選択をすることが重要である。いずれの選択をする場合においても、健康情報システムの運用者が利用者に対して十分な説明責任を果たせるようにすることが目的となる。すなわち、ある選択をすることは上述したいくつもの要求に関連して、健康情報システムに利点と欠点をもたらす。これらの点について、利用者が納得して参加することが極めて重要である。ここではいくつかの対立軸に沿って、健康情報システムの設計思想を整理していく。

(1) 集中型と分散型
　健康情報システムでは、大量の健康情報を安全に保存しておき、かつ、健康情報プラットフォーム上の多数の参加者からの同時アクセスに迅速に応答するために、大規模な計算資源（計算機やストレージ等）が必要となる。いかなる場合でも健康情報データを消失させない可用性と、大規模災害時でもサービスを停止させない信頼性とを両立した設計が必要となる。
　一方の手法として、すべての計算資源を1カ所に配置する集中型が挙げられる。物理的には、地理的に安全な場所である必要がある。直下型地震や津波、洪水等のリスクがこれまでに発現していない場所で、かつ電力資源の観点で有利な場所が望ましい。システム的には、複数台の計算機を1カ所に集めて冗長性の高い構成とすることで、信頼性を上げられる。健康情報システ

ムを構成するすべての計算機等が1カ所に集中するため、管理性の向上も期待できる。しかし、事前に想定できなかった災害等、何らかの要因でそれらの計算機が接続するネットワークが切断したり、計算機そのものが故障したりする可能性は否定できず、その場合に備えて全く異なる複数の経路、および物理的に異なる複数の線（ケーブル）を介して広域ネットワークに接続しておくことが望ましい。

　もう一方の手法として、計算資源を複数の箇所に配置しておく、分散型が上げられる。集中型では、健康情報システムの設計時に想定しえなかった災害や事故等の要因により、システム全体が停止しうる。そうした事態を回避するために、物理的とネットワークトポロジー的の双方の観点で、計算資源を空間的に分散させておくのである。これにより、管理が複雑になる反面、健康情報システムの一部が停止しても、他の部分は継続的に動作しうる。このため集中型と比較して高い可用性を確保しうる。また健康情報データも分散させておくことで、健康情報システムの一部が悪意のある攻撃者に侵入されたとしても、全データをリスクにさらさずに済むこととなる。

(2) オプトインとオプトアウト

　健康情報プラットフォームに集積される健康情報は、より多く集めることで、それを分析してより価値の高い新たな情報を生産可能となる。従って、年齢や性別、住所等を問わず、幅広い利用者を確保することが、価値創造に繋がる。しかしながら個人の立場では、自らの健康情報を分析の対象群に含めるかどうかの意思決定は個人自らが行えるべきである。この意味で、個人と健康情報プラットフォームとの結びつきを、以下の2つの粒度で考える必要がある。

　まず、個人が健康情報プラットフォームに加入する方法を検討する必要がある。これには、個人が自らの意思により加入するオプトインと、意思の有無にかかわらず何らかの時点で個人がそれに自動的に加入し、意思に基づく脱退を可能とするオプトアウトの手法がある。例えば健康情報プラットフォームを国民皆保険制度と結びつけ、国民健康保険や被用者保険への加入と同

時に、それらと結びついた健康情報プラットフォームへも加入する方法が考えられる。このとき、健康情報プラットフォームへの加入が個人の意思によって選択可能になっていればオプトイン、強制加入となっていて、後から個人の意思によって脱退可能になっていればオプトアウトとなる。また強制加入かつ脱退不可能とする場合も考えられる。

より細かな粒度では、健康情報プラットフォームにおける価値創造プロセスに対して自らの健康情報データを自らの意思に基づき提供するという意味のオプトインと、そうしたプロセスにはすべての個人の健康情報データが提供されることを前提としながら、個人が自らの意思に基づき自らのデータの提供を拒むことができるオプトアウトが存在しうる。

健康情報システムにおいては、オプトインとオプトアウトの少なくともいずれかは、個人に対して付与されるべき権利である。健康情報データを網羅性高く収集してより多くの価値創造につなげるという意味では、いずれかの手法が優れているということはない。いずれの場合においても、個人に対するインセンティブ設計が重要であり、誤った設計をした場合、健康情報プラットフォームそのものの価値が低下する。すなわち、オプトインにおいては個人を健康情報システムに加入させるインセンティブ、オプトアウトにおいては個人を健康情報システムに留まらせるインセンティブである。これらは本質的には健康情報プラットフォームのサービスとしての価値を高めることが重要であるが、健康情報の継続保存や二次利用へのデータ提供等を行った個人に対して何らかの対価を与えると言った技術的な手法も考えられる。

(3) オープンシステムとクローズドシステム

ここまで本章では、健康情報システムとインターネットとの関係を考慮してこなかった。インターネットは、世界中の誰でもが接続可能な巨大なオープンシステムである。オープンシステムとは、システムの境界が明らかでなく、構成要素や利用者を事前に特定できないシステムを言う。例えばインターネットでは、次々に新しいサービスが提供され、無数のユーザがそれを利用する。そこには悪意のあるサービスやユーザも含まれることとなる。これ

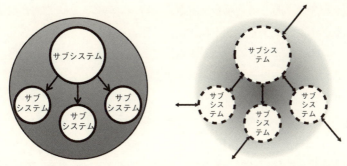

図3-9　クローズドシステム（左）とオープンシステム（右）の概念[4]

に対して、境界が明らかで、システムの構成要素や利用者を事前に完全に特定できるシステムを、クローズドシステムと呼ぶ。一般に、オープンシステムの方がディペンダビリティの確保が難しい。

　少なくとも日本では、すでにインターネットがほぼ全土をカバーしており、パソコンや携帯電話、テレビなど様々な機器がそれに接続できる。このことから、健康情報システムの提供するサービスに対して利用者が容易にアクセス可能とするためには、健康情報システムをインターネット、すなわちオープンシステム上に構築することが望ましい。結果として健康情報システムそのものの可用性が向上する。健康情報を保存、参照する個人はもちろんのこと、医療機関や自治体等の意思や職員らは、インターネットを介した健康情報システム上で広く関係を構築できる。一方、インターネット上では悪意のある攻撃や侵入、詐欺をはじめとする様々な悪用も発生していることから、機密性や信頼性の確保が困難となる。オープンシステムでは、多様な目的を持つ無数の利用者が存在しうることが考えられるが、それらのすべてを事前に想定することが不可能である。すなわち、悪意ある攻撃や侵入の手段等を網羅的に想定できない。従って、健康情報システムの障害要因となりうる事象（攻撃等）の発生をいち早く特定、発見し、それに確実に対処することが必要となる。

　これに対して、インターネットに接続せずに、専用線で接続された自治体や医療機関等のコンピュータだけを健康情報システムに接続するクローズド

な構成も可能である。この場合、各個人が持つコンピュータや携帯電話は健康情報システムにアクセスが不能または困難となることを意味するため、可用性が著しく低下する。一方で、あらかじめ許可された主体のみが健康情報システムに接続するため、外部からの攻撃に関連するリスクが低下し、機密性や信頼性が向上する。

　日本では一般に、個人が取得した健康情報をネットワーク上のシステムに自ら保存するサービスをPHR（Personal Health Record）と呼ぶ。PHRの目的は個人が自らの健康情報を管理することであるため、必然的に個人が接続可能なインターネット上に構築される。これに対して、病院や診療所等の医療機関が、電子カルテや検査結果をはじめとする患者の医療情報を相互に交換しながら連携することを目的としたサービスはEHR（Electronic Health Record）と呼ばれる。連携に参加する主体が主に医療機関に限定されているため、EHRはクローズドシステムとして構築される。本書で取り上げている健康情報プラットフォームは、個人による自らの健康情報管理と、医療機関同士の連携、および個人と医療機関との情報交換のすべてをその目的に含んでいる。このため、オープンシステムとクローズドシステムとをバランスさせた構成とすることが望ましいと言える。

5. 今後の展開

　本章では、健康情報の「所有者」は、その情報の元となる個人であるとして話を進めてきた。自分で測った自分の体重の情報は自分のもの、自分でお金を払って受けた検査の結果情報は自分のもの、自分でお金を払って受けた医療の結果情報は自分のもの、という意味である。この簡単な前提に立てば、健康情報システムに健康情報を保存するのは健康情報の元となった個人のみということになって、議論が簡単になるためである。しかしながら、診療録（いわゆるカルテ）やレントゲン写真、検査結果をはじめとする診療に関する諸記録は、日本では医療機関に5年間の保管義務が法的に定められている。これに起因して、日本では診療記録の所有者は医療機関とみなすのが一般的

である。現に、カルテは医師のメモという認識で運用されているから、患者に直接伝えるべきでない事項も記載される。以上から、健康情報システムには、実際には、体重計測情報や診療記録といった、同一の個人に関して所有者の異なる複数の情報が混在することとなる。このことが、健康情報システム上での機密性の考え方を複雑にしている。

　ここで、健康情報システムにおける情報に対するアクセス制御が、法的に定められる医療情報等の開示可能範囲と矛盾しないことを保証する必要がある。日本では、医師法や医療法、個人情報保護法など様々な法律が診療情報に関する規定を持っており、健康情報システム上でこれらに反する操作が可能であってはならない。逆に、これらの法が定める個人の権利を満たすための操作は可能でなくてはならない。現時点では、任意のシステムを法と照らし合わせて、その正当性を機械的に検証できる技術が存在しない。今後はこのような、実世界に存在する意味と、コンピュータの中に存在するシステムとの関係を整合性を取れるかたちで扱えるメカニズムが必要である。

　また、診療録等は医師が保管するとしても、現実的に考えれば、個人が引っ越したり、旅行先で突発的な症状に襲われたりした際に、結局必要となるのは自分自身が過去に受けた医療の記録であろう。従って、診療録や諸記録も含めた健康情報は、本人またはその家族が持っておくか、いつでも参照可能としておくのが自然かつ安全である。これは米国や欧州で通用している、診療情報は患者に属するものという考え方と類似している。日本では、健康情報が誰のものか？　という問題に対して明快な答えが存在せず、結果として健康情報システム上も含めたそれらの利活用を困難にしている。前述の前提では、健康情報は個人のものであるから、これを二次利用して新たな価値を創造しようとする主体は、特にそれが民間企業であった場合に、個人から健康情報を購入するといったこともきちんと検討されるべきである。こうした、情報の帰属に関する法的な捉え方については第7章で詳述する。

　以上に付随して、個人が死亡した際に、その個人の健康情報をどうすべきか、という問題がある。個人情報保護法は生存する個人を対象としているため、死亡した個人の情報の扱い方を規定していない。しかしながら、死亡し

た個人の健康情報データは、半永久的な価値を持つ。死者の健康情報は、それを蓄積することで、非常に稀な疾病についても統計的に十分な数の症例を収集できるであろうし、また最新の統計技術を用いて分析し続けることで、その個人の生存時には見えなかった事実を明らかにする可能性がある。現在は臨床研究や疫学研究の参加者については、指針に従った同意が取られているものの、一般の個人について死亡後の情報を誰かが活用するという議論はほとんどされていない。従って健康情報システムにおいては、個人がそれに加入する際に、死亡後の健康情報の取り扱いについて何らかの合意をしておく必要があると考えられ、多くのステークホルダーで検討を深める必要がある。

引用・参考文献

1) 一般社団法人保健医療福祉情報システム工業会「JAHIS技術文書12-102　電子版お薬手帳データフォーマット仕様書 Ver. 1.0」、2012年9月。
2) 所眞理雄『DEOS：変化しつづけるシステムのためのディペンダビリティ工学』近代科学社、2014年。
3) Avizienis, A., Laprie, J.-C., Randell, B., Landwehr, C., "Basic concepts and taxonomy of dependable and secure computing," *IEEE Transactions on Dependable and Secure Computing,* Jan.-March 2004, 1(1), pp. 11-33.
4) Sanjo, M and Miyashita, M and Morita, T and Hirai, K and Kawa, M and Akechi, T and Uchitomi, Y, "Preferences regarding end-of-life cancer care and associations with good-death concepts: a population-based survey in Japan," *Annals of Oncology,* 2007, 18(9), pp. 1539-1547.

第4章
ステークホルダーの役割とインセンティブの設計

本田由佳・當仲 香

❖本章の概要❖

人間のライフサイクルにおいては、様々な健康情報が発生する。持続可能な健康情報プラットフォームを構築するためには、様々な組織や業界を越えたステークホルダーが協働するインセンティブの設計が重要である。

本章では、特徴的ないくつかの健康情報プラットフォームの事例を見ながら、ステークホルダーの役割を整理するとともに、運営継続の仕掛けやインセンティブがどのように設計されているのかを検討する。前半は私たち慶應義塾大学の研究者が深く関わってきた神奈川県「お薬手帳」の事例を中心に、後半は女性のライフサイクルの過程を継続してサポートする民間サービスの事例を取り上げる。異なるサービスモデルを提示することで、運営主体やガバナンスの体制と、プレーヤーが参加する経済的・非経済的なインセンティブのあり方を検討する。

1. はじめに

慶應義塾大学「健康情報プラットフォームラボ」と「ライフクラウド研究

コンソーシアム」では、様々な形で生産される健康・医療情報を、ICTを活用し保持し、人間の一生を「個人中心型」でログ化（記録）していく仕組みを検討してきた。特に湘南藤沢キャンパスのある神奈川県内をフィールドに、一般住民が自分自身の健康や、罹った疾病に関する情報を振り返ったり、アドバイスを受けることを可能とするようなクラウド型プラットフォーム「ライフクラウド」の構築と実用化を推進してきた。

　本章では、前半で神奈川県の取り組みを紹介し、自治体のイニシアチブ、大学、民間企業の協働体制について検討する。コンソーシアムが取り組んできた「個人中心型」での「ライフクラウド」の実証実験についても紹介したい。

　また、働く女性が増える中で、女性が健康を維持するための仕掛けはますます重要になっている。女性が子どもを産み育てやすい環境の整備の一つとして、私たちは、胎児期からの医療・健康情報を、生涯を通じて個人が責任を持って管理・活用できる未来を創造していくことも必要であると考え、現在、全国数万人のママの声を集め、分析する研究等も行っている。今後、我が国において、母子を中心にICTを利活用した医療・健康空間の構築が進んでいくと思われるが、鍵になるのは「持続継続性」である。個人がずっと使いたいと思うような魅力あるサービスはもとより、運営主体の持続継続性など、検討すべき点は多い。そこで後半は、女性の健康情報プラットフォームの民間の成功例も含めながら、私たちが考える未来の母子健康手帳を提示し、ステークホルダーの役割を整理する。

2. 行政のイニシアチブと産学官連携――神奈川県の取り組み

(1) 健康寿命の延伸のためのCHO構想のイニシアチブ

　住民の高齢化が進んでいる神奈川県では、「健康寿命」日本一を達成するため、2014年1月8日「未病を治すかながわ宣言」を発表した。「未病」とは、漢方医療から派生した語で、まだ病気という状態に至っていないものの、病気に向かいつつある状態を指す。高齢社会を迎えた今日、脳梗塞や心筋梗塞

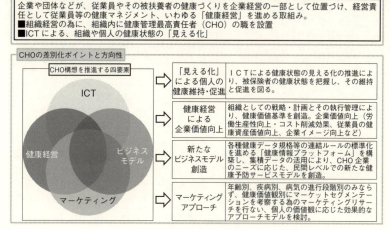

図 4-1　CHO（健康管理最高責任者）構想とは [2]

など寝たきりや死亡につながる生活習慣病予備群の人々が大勢いることから、病気になる手前の段階で、それに手を打とうという取り組みである。

　神奈川県では、この「未病を治す」取組みを県民的な運動として広げるために、市町村・県民・企業・団体等と協力しながら、サスティナブルな健康情報プラットフォームのガバナンス体制である「CHO（Chief Health Officer）構想」を立ち上げた。

　CHO 構想とは、企業や団体等が、組織内に「CHO＝健康管理最高責任者」の職を設け、従業員やその家族の健康づくりを企業理念に取り入れ、経営責任として従業員等の健康マネジメント、いわゆる「健康経営」を進めるものである（図 4-1）。

　「健康経営」とは、企業の持続的成長を図る観点から従業員の健康に配慮した経営手法のことで、1980 年代に米国の経営心理学者ロバート・ローゼンによってその概念が提唱された。近年、我が国においても、従業員が健康上の理由で長期休暇を取得することによる生産性の低下を防ぎ、医療費を抑えて、企業の収益性を高める手段として健康経営に注目が集まっている。例えば、我が国が推進している「データヘルス計画」は、従業員の健康が企業

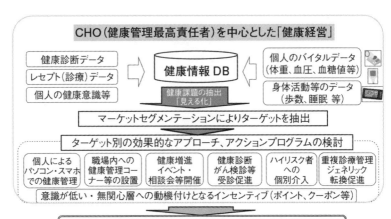

図 4-2　CHO 経営企業の取組みイメージ[2]

および社会に不可欠な資本であることを認識し、従業員への健康情報の提供や健康投資を促すしくみを構築するというものである。従業員の健康価値を「見える化」することは、各自の満足度を向上するだけでなく、その企業が関わる保険組合の全体最適も目指すことができる。

　神奈川県では、県庁組織内に健康管理最高責任者（CHO）の職を設け、この CHO をリーダーに、ICT による見える化を推進し働く者の健康維持・増進をはかるとともに、それらの情報を経営へ導入し、健康価値基準を顕在化するなど、健康管理のモデル化を行っている（図 4-2）。

　神奈川県は「健康経営」を実践している企業や ICT 企業、健康サービス関連企業、大学、市町村からなる「CHO 構想推進コンソーシアム」を設立した。CHO 構想推進コンソーシアムでは、健康経営の普及策だけではなく、健康データの活用方策、従業員等に健康増進の取組みを促す効果的な方法等について具体的に検討するため、全体会議に加え、3 つの部会を設置・運営し、2015 年 2 月現在、106 企業・団体が参加している。CHO 構想への企業参画形態は、図 4-3 が示すように大きく 4 つに分類される。①「健康経営」に取り組む CHO 経営企業、②行動変容を促す「各種健康サービス」の提

第4章　ステークホルダーの役割とインセンティブの設計　99

CHO経営企業	CHO 健康管理最高責任者を置き、従業員等の健康マネジメント健康経営を行う企業。
健康サービス提案・提供企業	CHO経営を推進する企業等のニーズに合う、各種健康サービスを提供する企業。
健康ポイント・クーポン等提案企業	無関心層等への同期漬けとなるインセンティブポイント（クーポン）を提案する企業。
健康情報プラットフォーム構築・運営企業	健康データの企画標準化、標準化データの変換プログラムである「健康情報プラットフォーム」の構築、継続的な運営に参加する企業

図 4-3　CHO 構想参画企業の形態 [2]

案・提供企業、③サービスの中で特に健康ポイントやクーポンなどインセンティブサービスを提案・提供する企業、④健康サービスを利用しやすくするための情報基盤である「健康情報プラットフォーム」を構築・運営する企業である。

　CHO 構想は、神奈川県庁内の保険組合をパイロットモデルとして、コンソーシアム参画企業の保険組合、企業健保、協会健保そして国民健康保険、さらに、他の都道府県にも拡大していきたいとしている。

　折しも経済産業省は、2015 年 3 月、東京証券取引所と共同で、従業員の健康管理を経営的な視点で考えている企業を「健康経営銘柄」として選定した。経済産業省は、「健康経営銘柄」に選定した企業を健康経営のデファクトスタンダードとして、企業の従業員の健康に対する取組や成果について調査する予定である。

(2) 健康経営から企業価値の向上へ

　神奈川県のCHO 構想は、「健康経営」の推進により「個人のライフスタイル改善による健康維持・増進、健康満足度向上」、「組織としての労働生産性の向上」「健康経営による組織イメージ・組織価値の向上」の効果を見込

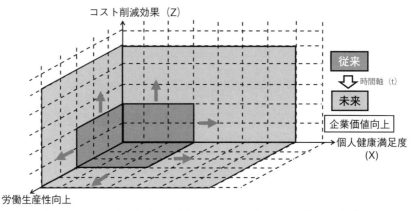

図 4-4　CHO 構想の目指すもの　健康経営→企業価値の向上[2]

んでいる。

　従来の健康診断は、その結果について、産業医や保健師が保健指導をしていくものであり、健康管理は「個人の責任」の意味合いが強かった。しかしCHO 構想では、被保険者の健康管理は「経営責任」として、企業が健康戦略と年間計画を策定し、きちんと健康状態維持・促進を執行するよう求めている。ただし、決して「個人の責任」を免除するものではなく、被保険者にも健康管理の「達成義務」が生じる。CHO 構想の最も大きな特徴は、保険者の役割が《保健指導》から《経営管理として執行》へ変化することである。

　このような構想の根本にあるのは、健康価値という見えない資産こそ、今後の組織経営力（capability）の競争優位性につながるという考え方である。CHO 構想の健康価値基準は、健康満足度という個人（被保険者）の価値基準と、労働生産性向上という組織（保険者）の論理としての価値基準と、両者にとってプラスになるコスト削減効果という価値基準の 3 つの軸と時間軸を合わせた 4 次元モデルである（図 4-4）。

　個人にとって健康満足度とコスト削減効果を促進するのみ、または、保険者としての労働生産性とコスト削減効果を目指すのみといった、部分最適（sub optimization：システムや企業組織の中で、それぞれの要素や部署の機能の最適化を図ること）ではなく、全体最適（total optimization：システムや組織の

全体の最適を図ること）を時間の進行に伴い追求していくことで、健康価値を高めることができる。

　これは、医療経済学の QALY（Quality Adjusted Life Years：質調整生存年）とは異なる価値基準の提唱であり、健康か否かといったゼロ、イチの回答しか求めない健康寿命の尺度とも異なる新たな価値の創成である。

3. 神奈川県「電子お薬手帳」から始まる「ライフクラウド」の取り組み

　神奈川県の健康寿命延伸の取り組みには、産業界のみならず大学も深く関わってきた。慶應義塾大学は、藤沢市をはじめ神奈川県内の様々な地域の健康づくりやまちづくり等にプレーヤーとして関わってきたが、ここでは健康情報プラットフォームである神奈川マイカルテプロジェクトの一環である「電子お薬手帳」を紹介する。

　電子お薬手帳は、患者が医療機関や薬局から入手した情報を、患者自身が携帯端末等で管理し活用する仕組みの導入を図る事業である[3]。

　これまで医療機関で処方される薬の情報は、医師から患者に処方箋が紙で手渡され、それを患者が調剤薬局に持っていき、調剤薬局ではレセプトコンピュータに処方箋の情報を手入力した上で、調剤し、紙のお薬手帳を渡すという流れであった。このプロセスでは、薬局のレセプトコンピュータに手書きのデータを入力する時間、薬局で患者情報を管理し薬剤情報を提供する時間、そして紙のお薬手帳を発行する時間がそれぞれかかる。また、患者がいつもお薬手帳を持っていればよいが、持っていない場合もあるため、その場合はお薬手帳を再発行しなければならない。デジタル化によって、患者の待ち時間の短縮、業務処理時間の短縮、情報の共有化が可能となる。2012 年度から 2014 年度にかけてのマイカルテのプロジェクトでは、図 4-5 のような「電子お薬手帳」の仕組みを構築し、実証実験を行った。スマートフォン用アプリを作成し、iPhone 版、Android 版、NFC（後述）対応 Android 版を実装した。

　この実証実験は、地域の医療機関や薬局の協力を得て、以下のような手順

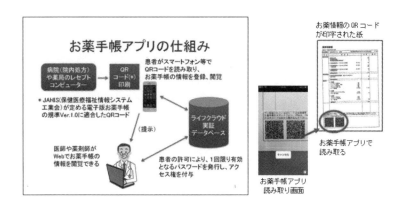

図 4-5　お薬手帳アプリの仕組み
(慶應義塾大学ライフクラウド研究コンソーシアム資料)

で進められた。

1. 各施設の調剤薬局のレセプトコンピュータから JAHIS 1.0（Japanese Association of Healthcare Information Systems Industry：保健医療福祉情報システム工業会による電子版お薬手帳データフォーマット）にそって調剤情報の QR コード（マトリックス型二次元コード）を印字する。
2. 実証実験に同意した患者はスマートフォンにアプリをダウンロードする。
3. QR コードを患者がスマートフォンのお薬手帳アプリで読み込む。
4. データはライフクラウド研究コンソーシアムで管理するサーバー上に保管され、利用される。

実証実験は、神奈川県藤沢市の藤沢湘南台病院、4 調剤薬局でスタートした。同時に、慶應義塾湘南藤沢診療所でも、教職員を対象にテストを行った（図 4-6）。図 4-7 は薬局から QR コードでのアプリへの取り込み、そして、実装されたアプリの画面イメージである。服薬中の薬や服薬履歴の情報がワンクリックで検索・閲覧でき、本人が希望すればそうした薬の情報を医療機関にも提供できる。

第4章　ステークホルダーの役割とインセンティブの設計　103

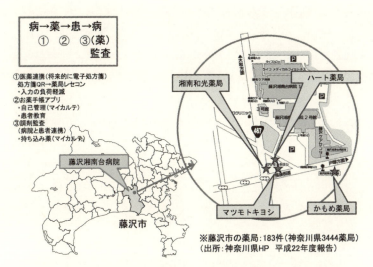

図4-6　実証実験地域と期待される効果と実証実験病院・薬局

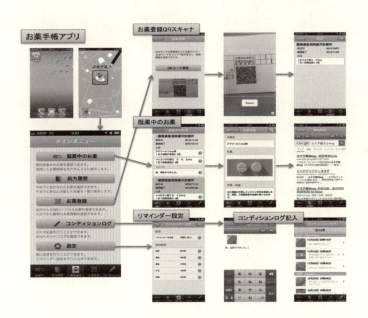

図4-7　お薬手帳アプリ
（慶應義塾大学ライフクラウド研究コンソーシアム資料）

2014年9月30日の実証終了の時点で、薬局数54、参加者数722人で、4市（藤沢市、横浜市、厚木市、小田原市）の薬局等が実験に参加していた。参加者からは、「薬の履歴が分かる」「飲み忘れ防止に効果がある」などの意見があり、満足度について手応えを感じている。その一方で、QRコードでのデータ取り込みが難しいという指摘も受け、NFC（Near field communication：近距離無線通信＝FeliCa、ISO/IEC 14443（MIFARE）など）の開発も行った。現在はサービス実証のフェーズに入っており、神奈川県は、パソコンやスマートフォンを通じて、自分自身の健康情報が一覧化できるアプリケーション「マイME-BYO（ミビョウ）カルテ」を開発し、2016年3月からは様々な企業アプリケーションと連携したヘルスケアICTモデル事業運用を行っている。

4. 生まれるときからの健康情報管理を支える

2つ目の事例として、以下では女性の健康情報に関するプラットフォームを紹介する。少子化が進んでいる我が国において、女性が子どもを産み育てやすい環境整備の一環として、母子を中心とした医療・健康情報の管理・運用は今後より一層重要になってくると思われる。本節では特に、出産前の母体と胎児の健康状態から出産後の乳幼児の成長過程に関する健康・医療情報に焦点を当てる。命が生まれるときからの発育過程には、市町村、民間企業、保育園や幼稚園、小学校といった様々なステークホルダーが関わることになる。

(1) 母子健康手帳の未来像を考える

我が国で現状唯一、長期間の健康情報データが一覧できる仕組みとして確立されているのが「母子健康手帳」である。母子健康手帳は母子保健法第16条において「市町村は、妊娠の届出をした者に対して、母子健康手帳を交付しなければならない」「妊産婦、乳児及び幼児に対する健康診査及び保健指導の記録を行うこと」が規定されている。

母子健康手帳は、もともと流産・死産・早産を防止するほか、妊娠および分娩時の母体死亡を軽減することを主要な目的とし、1942年から交付されているもので、社会情勢や保健医療福祉制度の変化を踏まえ、おおむね10年ごとに大きな見直しが行われている。2012年度の改定では、妊娠期から乳幼児期までの健康に関する重要な「健康情報を一貫して管理すること」を目的としている。

　母子健康手帳は、妊婦健康診査や乳幼児健康診査など各種の健康診査や訪問指導内容、保健指導の母子保健サービスを受けた際の記録のほか、予防接種の接種状況・歯科検診の記録が医療関係者によって記録されている。また、近年では、いわば育児ログの機能を備えており、妊婦や保護者が、妊娠中や出生時、誕生日などの気持ちを記録できる欄も設けられている。ライフクラウド研究コンソーシアムでは、母子健康手帳はこれら、ライフクラウドとなるデータ収集のインフラが整っており、地域・医療連携の基盤となる可能性があると考えている。

　母子健康手帳の電子化についてはすでに国家で検討されており、2014年1月24日に、標準化を目的とした電子標準化委員会が発足している。同委員会には、インテル日本法人、日本マイクロソフトなど4団体・11企業が参加し、2020年までに電子母子手帳の普及を目指している。

　日本の社会背景を含めて考えてみると、未来の母子健康手帳はどのようなものが望ましいのだろうか。近年日本では、よく学び、よく働く女性が増え、女性の社会進出・活躍がめざましいことは言うまでもない。日本の2014年における日本国内の婚姻率は0.52％で前年比で0.01％ポイント減少している。さらに、平均初婚年齢は29.3歳、第一子出産年齢は30.4歳と晩婚化、出産年齢の高齢化が進んでいる。

　現代日本の女性の健康とライフデザインを考えると、妊娠前からのヘルスケア教育が必要ではないだろうか。なぜなら、女性が生物学的に妊娠・出産に適した時期は、キャリア形成・維持の期間と一致しており、子宮内膜症など婦人科疾患のリスクがあると、妊孕性はより早く低下するからだ。私たちが考える未来の女性の健康管理は、出産の有無に関わらず、「女性性」を意

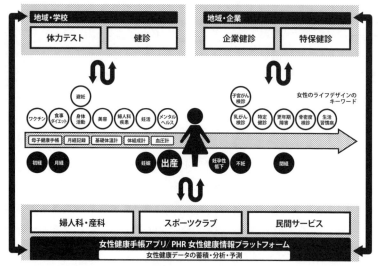

図4-8 生涯を通じた女性健康情報プラットフォームサービスのイメージ

識したプラットフォームの構築である（図4-8）。

　デジタルの婦人体温計には、専用アプリが準備されていることも多く、利用者が自身の女性ホルモンリズムを簡単にチェックできるという特徴がある。特にこれから妊娠や出産を経験する若い女性が毎日の基礎体温や生活習慣を記録し続けるためには、使いやすさやデザインも重要である。そこで、慶應義塾大学SFCでは、現在、女子学生を対象に、使いやすさとデザイン性を備え、自分の健康情報や月経・体調・食事などが記録できる基礎体温記録手帳「BEAUTY & HEALTH DIARY」の開発を行っている。こうしたツールが、将来アプリやPHRとして多くの女性に使われるようになり、女性の健康情報プラットフォームとなっていくことをめざしている。今後も私たちは、女性がいきいきと健康的に暮らしていく社会の実現を、情報プラットフォームの視点から検討していきたいと考えている。

(2) 民間のサービスモデルの成功例——女性の体のリズムをログ化する「ルナルナ」

「個人中心型」医療・健康情報プラットフォームとして、若年女性をターゲットに、女性ホルモンリズムの変化をデータ化し、ビジネスとして成功している企業がある。2000年にスタートした女性向けヘルスケアサイト「ルナルナ」を提供する(株)エムティーアイである(図4-9)。

ルナルナは、妊娠・出産・育児までをサポートするスマートフォン向けサービスである。従来、自分の手帳への手書きでの記入が主流だった女性健康情報をモバイル端末で管理することで、生理周期の自動計算や、記録忘れ防止などが可能となるサービスである。女性のライフスタイルにマッチするサービスだったことやテレビCM効果もあり、2011年には有料会員数が200万人を突破、現在無料ユーザーを合わせるとユーザーは850万人にも及ぶ。

現在、(株)エムティーアイは、生理日の管理だけを行えるWebサービスの機能制限版「ルナルナLite」を無料アプリとして提供し、「ルナルナ」というグレードアップ版のサービスを設けている。

(株)エムティーアイでルナルナを担当してきた日根麻綾氏は以下のよう

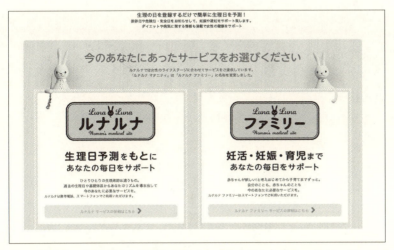

図4-9 女性向けヘルスケアサイト「ルナルナ」のホームページ
(http://pc.lnln.jp/PC/index.html)

> ### コラム 『ルナルナ』シリーズの女性ヘルスケアビジネスからのデータの利活用 ──Column
>
> **20〜45歳女性が、"妊活として行っていること"のトップは「タイミング法」!**
>
> 　(株)エムティーアイが2014年9月に行った調査において、妊活として行っていることのトップは、「排卵日に合わせた性交渉(タイミング法)」であり、妊活中の女性は、妊娠確率の最も高い日を、きちんと把握することが重要と考えていることが明らかとなった。
>
> 【妊活として行っている内容】(複数回答、上位1〜5位)
> ・排卵日に合わせた性交渉(タイミング法): 86.0%
> ・基礎体温をつける: 79.2%
> ・書籍、Webサイトやアプリで情報を集める: 49.8%
> ・産婦人科・クリニックの受診や検査: 36.2%
> ・栄養のバランスなど、食生活に気をつける: 32.7%
> 　　　＊2014年9月実施。20〜45歳の女性602名を対象に調査

に話している。「ルナルナは、一時的な欲求を満たすためのサービスではなく、女性がお金を払ってでも長く利用を続けたいと思うトータルなヘルスケアサービスです。事業成功のポイントは、毎日の生活を記録する"ログ活"の習慣化で、生理日のモバイル端末での記録は当然のこと、ダイエットや食事、運動の記録などに記録を広げていくことで、多くの女性にとって『なくてはならないサービス』となっています。」

　さらに、妊活女性の声をもとにサービス開発した「ルナルナ ファミリー」においては、ユーザー自身が入力した実際の排卵日および生理日データから、独自のロジックを用いて"新たな排卵予定日"を計算する機能を搭載した。長年定説とされてきた、排卵日から次の生理日までを一律14日とするオギノ式とは異なり、このロジックでは、"新たな排卵予定日"から割り出す"より精度の高い妊娠可能日"(妊娠確率の高い期間5日間)を「仲良し日」

として名付け、各ユーザーに知らせている。

約800万人以上の女性に愛用されている「ルナルナ」は、ユーザーの声をもとに、個人の生活と利用シーンを徹底的に調査・分析し、新しいサービス開発を行っている点にも特長がある。ビッグデータを元に、ユーザーを新しい環境に巻き込んでいくサービスモデルは、新しい価値を創出している点で、大変参考になる。

5. ステークホルダーの役割とインセンティブの設計

健康の維持・増進のためのプラットフォームには、個人、行政・自治体、医療機関・研究機関、教育機関、民間企業それぞれにステークホルダーが存在する。今回、2つの事例を紹介したが、どちらも複数のステークホルダーが関わり、それぞれが参加する手間や労力、費用を上回るメリットや価値を享受できる仕掛けをつくっていた。後者のルナルナの事例については、ユーザーの妊娠や出産という目的に資するのみならず、「使うことが楽しい」と感じられていることも運用の持続性に寄与している。なお、個人のインセンティブトリガーについては、第5章で詳説する。

このように健康情報プラットフォームは、複数のステークホルダーが関わる場合がほとんどであり、各ステークホルダーの利得のバランスを熟慮して設計することが重要である。

ビッグデータとなる医療情報は、医療・研究機関にとっては、適正な運営、医療の提供、効率化に役立つ。また、エビデンスの集積による自動診断やオーダーメイド医療、遺伝子医療、予測医療への可能性がある。行政・自治体にとっての利点は、言うまでもなく介護・医療費の削減に他ならない。健康寿命の延伸、労働力の確保のためには、疾病保有率の低下、要介護者の減少が求められる。教育機関にとっては、インフラとなる情報リテラシー、情報活用能力の向上と自己管理能力を含めた保健教育の向上、医療従事者、福祉関係従事者の人材確保が望まれる。地域医療分野においては、見守りサービスや介護現場での情報活用、災害時、緊急時医療、コミュニティ形成など生

活の場での活用が望まれる。

　一方、魅力的なサービスを提供する民間企業の力も、積極的に活用すべきである。米国では、1979年に国の健康政策「Healthy People」が策定され、「全合衆国民が健康で生きるためには、治療だけでなく予防が大切であり、政府、民間団体、企業、学校それに保健医療専門家が共同し、国民の健康実現に向けて努力すべきである」と宣言し、ここで民間企業の参入促進を行った。また、保険者が予防保全を含めた EHR サービスを展開し、利用者が増加している。例えば、Microsoft 社の HealthVault、ウォルマート、インテルなど8社が設立した Dossia など、それぞれ数百万人規模のユーザーを持っている。HealthVault は利用料が無料であり、ユーザーは検査結果やワクチン接種歴などをクラウドに保存し、保険会社や医療機関へ提供することが可能であり、個人のインセンティブ設計もなされている。HealthVault の運用資金は、参画企業からの収入、参画企業の有料プログラム販売時の取引手数料、モニタリング機器の販売手数料などでまかなわれている。

　日本では、2014年に Yahoo! Japan が大規模な無料ゲノム解析サービスを開始した。センシングデバイスで生活習慣を可視化するサービスも併行しており、利用者数が拡大中である。得られた遺伝情報は、匿名化された状態で研究機関に提供することがあるとしている。圧倒的な量のデータ（ビッグデータ）となれば、その価値ははかりしれない。個人情報保護の問題は残っているものの、提供者と利用者の共存共栄、そして顧客志向と社会志向の同時実現がなされれば、広く一般に受け入れられる可能性はある。こうしたサービスが生み出す価値の連鎖を考慮し、民間企業、ユーザー、保険者、自治体、国といった、それぞれのステークホルダーの利益のバランスとともに、社会全体としての利益を大きくしていくという視点が、今、求められている。

6. まとめ

　人は母体の胎内に命を授かってから、この世に生まれて成長し、命を終えるまで、生涯にわたって様々な健康情報を創出する。個人の健康に関する情

報の発生源は幅広く、これらの情報を蓄積するには、当然ながら多くのステークホルダーが関係するであろう。

　持続可能な健康情報プラットフォームを構築するには、様々な組織や業界を越えたステークホルダーが協働するインセンティブの設計が重要である。個人が健康情報を利活用するためには、社会政策的な仕組みが必要であり、国家が強力なリーダー力を発揮し、骨太方針と時間（達成時点）を明確化することが必要である。

謝辞

　健康情報プラットフォームラボならびにライフクラウド研究コンソーシアムの合同勉強会で講演いただいた株式会社エムティーアイ ヘルスケア事業本部 ルナルナ事業部 事業部長の日根麻綾氏、電子母子手帳＆健康見える化によるママサポート実証情報をご提供下さった株式会社エムティーアイ 新規事業部長 多湖英明氏およびヘルスケア事業本部 ヘルスケア事業戦略室 帆足和広氏、全国のママ1万人の声をご提供下さった日本財団 ソーシャルイノベーション本部国内事業開発チーム 高島友和氏および田代純一氏、日本財団 ママプロぐんま代表 都丸一昭氏、そして全国のママ1万人の声の分析をしてくれた大田祐輔氏（2016年3月慶應義塾大学大学院政策・メディア研究科修了）ならびに佐藤翔野氏に深謝いたします。

参考文献

1) 神奈川県「未病を治すかながわ宣言 2014年1月」(http://www.pref.kanagawa.jp/uploaded/attachment/717953.pdf 閲覧日：2015年3月11日)
2) 神奈川県「CHO（健康管理最高責任者）構想の具体化に向けて CHO構想推進コンソーシアムキックオフ会議発表資料 平成26年10月14日」(http://www.pref.kanagawa.jp/uploaded/life/946698_2991869_misc.pdf 閲覧日：2016年10月9日)
3) 神奈川県「マイカルテ構想」(http://www.pref.kanagawa.jp/cnt/f420270/ 閲覧日：2015年3月11日)
4) 厚生労働省「健康日本21（第二次）」(http://www1.mhlw.go.jp/topics/kenko21_11/top.html 閲覧日：2015年3月11日)

5) 厚生労働省「平成 22 年人口動態統計」
6) 厚生労働省「母子健康手帳に関する検討会報告書　平成 23 年 11 月」(http://www.mhlw.go.jp/stf/houdou/2r9852000001u2ad-att/2r9852000001u2bu.pdf　閲覧日：2015 年 3 月 11 日)
7) 厚生労働省「母子健康手帳の交付・活用の手引き　平成 24 年 3 月」(http://www.niph.go.jp/soshiki/07shougai/hatsuiku/index.files/koufu.pdf　閲覧日：2015 年 3 月 11 日)
8) 公益財団法人 健康・体力づくり事業財団「健康日本 21」(http://www.kenkounippon21.gr.jp　閲覧日：2015 年 3 月 11 日)
9) 首相官邸「医療情報化に関するタスクフォース　付属資料 5-1　『どこでも MY 病院』構想の実現説明資料　平成 22 年 9 月」(http://www.kantei.go.jp/jp/singi/it2/iryoujyouhou/dai1/siryou5_1.pdf　閲覧日：2015 年 3 月 11 日)
10) 日本産科婦人科学会生殖・内分泌委員会「Ⅱ．本邦における HRT の現状と副作用発現検討小委員会」『日本産科婦人科学会雑誌』52 巻 9 号、2000 年、pp. N194-N198.
11) 日本財団「『ママプロ』ポストツリープロジェクト」(http://mamapro.jp/posttree/　閲覧日：2015 年 3 月 11 日)
12) 日本財団「『ママプロ』ポストツリープロジェクト、ママの声 1 万人オープンデータ」(http://mamapro.jp/posttree/index.php/voice-10000/　閲覧日：2015 年 3 月 11 日)
13) Hidemi Takimoto, and Tsunenobu, Tamura. "Increasing trend of spina bifida and decreasing birth weight in relation to declining body-mass index of young women in Japan," *Medical Hypotheses*, 2006, 67(5), pp. 1023-1026.
14) Services Department of Health and Human U. S.「Healthy People.gov.」(http://www.healthypeople.gov/2020/about/)
15) Consortium Dossia (http://www.dossia.org/　閲覧日：2015 年 6 月 30 日)
16) Microsoft HealthVault (https://www.healthvault.com/us/ja-JP)

第5章
あなたの健康を支える情報とプラットフォーム

當仲　香

◆本章の概要◆

　本章では、健康情報プラットフォームが個々の健康の回復・維持増進という価値を生み出すためにはどうあるべきか、より多くの人がそれを利用するにはどうしたらいいか、利用者の視点に重点を置いて論じる。健康情報プラットフォームは、人々や社会の健康の維持・増進のための一手段ではあると同時に、イノベーションや価値共創の好循環を生み出す可能性を含んでいる。現代に生きる人の価値観にあったプラットフォームを設計するには、「人の気持ちや行動を理解する力」と「個々のヘルスリテラシーを育む力」が必要となる。人が人を理解し、自分を理解し、個々が生き生きと生きるための健康情報プラットフォーム設計のためのヒントを示していく。

---

1. なぜ個人に健康情報は利活用されないのか

(1) あなたの健康を支える情報とプラットフォーム

　あなたは、自分の健康情報をどう活用しているだろうか。健康診断の結果や病院の検査結果、お薬手帳をもらっても、多くの人は、じっと眺めることもなく、ファイルに綴じてしまっておくだけではないだろうか。一部の「健

康オタク」な人だけが、歩行数や摂取カロリーを記録し、運動や食事への行動モチベーションとして役立てたり、またはダイエットに夢中な人だけが、日々体重や体脂肪率をモニターしたりしているのではないだろうか。高血圧患者や糖尿病患者は、服薬中は毎日血圧や血糖値を計測して診療時に医師にみてもらうことが多いが、服薬が必要なくなると計測もやめてしまうことが多い。健康情報を日々のライフログと結びつけて、情報を健康づくりに利活用することは、まだ私たちのライフスタイルとはなっていない。

健康はQOL（Quality of life：生活の質）の基盤であり、健康情報プラットフォームは、個人の健康とQOL向上のための一手段である。我が国では、健康の維持・増進を目的としたPHR（Personal Health Record）を利活用するための提案はなされてきたが、健康関連市場は拡大しつつあるものの、関連するサービスは特定の患者や健康意識が高い集団に利用されるにとどまり、広く一般において、セルフメディケーションとして利活用されるには至っていない。

国民の健康情報を生涯にわたって保存し、利活用することには、言うまでもなく個人、自治体、国家、民間企業など様々なステークホルダーにとって価値を創出できる可能性があり、健康長寿国家を創る手段の一つではあるが、個人に対するインセンティブ設計が後回しになっている。このことが普及に至らない大きな要因である。

政府の高度情報通信ネットワーク社会推進戦略本部（IT戦略本部）による「どこでもMY病院構想」では、実現当初から「個人が受益者である」ことを謳っているが、初期導入時に投資が必要となる医療機関や民間企業のインセンティブ設計が必要となるために、情報共有のメリットの明確化や費用対効果の定量化を提言しており[7]、個人のインセンティブは後回しである。

医療の現場環境をみると、医師が頂点に立つサービス提供から、様々なメディカルスタッフが患者を中心に連携・協働するチーム医療へと変革を遂げてきた[5]。患者はインターネットの利用により多くの情報を入手することが可能となり、意思決定は患者主体となってきている。医師中心の医療からはある程度のパラダイムシフトを遂げたと言えるが、同時に、患者の主観

的判断と医療者の客観的判断との差も生じている。それは単に医師の経験やEBM（Evidence Based Medicine：科学的根拠に基づく医療）における知識の差ではなく、患者との価値観の違いや情報の質と量の非対称性にも起因している。コミュニケーション不足や患者の理解不足は、健康不安を持たれる要因になり、医療機関へ不信感を申し立てる患者や医療訴訟件数が増加し[9]、医療機関において大きな問題となっている。ここでも個人のインセンティブ設計は見通しが立たない状況である。

　我が国では国民皆保険体制によって、診療費は全国どこの病院や診療所でも全国一律の保険点数算定であり、だれでも安全で効果の高い医療を低廉な価格で受けられる。そのため、大病院でもクリニックでも、「個人が満足できるサービス」が比較される。その中で、医療情報の提供は、患者と情報共有することの一環として、また患者が情報を利活用するためのサービスとして、捉える必要がある。

　今後は公益性や福祉性のある医療機関であっても、患者満足度を優先させ、ソーシャルマーケティングを基にした考え方を持つことが必須である。国家としての価値創出（目的）が健康長寿国家、医療費削減であっても、個人としての価値創出が中心になければ、本来の価値は見いだせない。

(2) 生涯で生じる医療情報

　個人の健康情報については、生涯にわたって、様々な運営主体から様々なデータが生じることになる（図5-1）。胎生期〜乳幼児期には産婦人科にて母子手帳に記録される母親の健康状態や胎生期の成長記録がある。出生後には、小児科や保健所で記録されるワクチン接種記録や感染症罹患歴、発達曲線や成長発達記録、保育園や幼稚園での測定記録がある。アレルギー疾患があれば、抗体価、アレルゲンの種類や除去食、嗜好の情報も生じる。学童期・思春期には、学校での健康診断結果、体育の計測記録や運動制限の情報、医療機関での心電図や尿検査、血液検査など検査結果、発達記録、歯科検診の結果、感染症の記録やお薬手帳情報などが生じる。青年期〜壮年期には、健保組合による特定健診や保健指導の結果、ライフスタイル調査やメンタルヘル

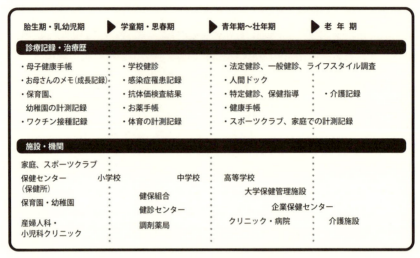

図 5-1　生涯で生じる医療・健康データ

ス調査結果、人間ドック結果、スポーツクラブでの計測結果、食事や万歩計の記録、家庭血圧の結果などが生じる。

近年は生活習慣病やリウマチ、骨粗鬆症、がんなどの遺伝子検査も簡易に行われるようになった。また、レーシックなど角膜屈折矯正手術も一般化し、視力に関する情報も生じるようになった。2014年6月には労働安全衛生法一部改正案が可決され、職域のストレスチェックも義務付けられる[3]。老年期には、地域健診結果や介護施設による介護情報も生じる。

これらの情報をすべて個人で記録、保存している人は少数であろう。また、ライフログの一情報として利活用している人はさらに少数であろう。一方、医療機関では患者カルテや看護記録、診療報酬明細書（レセプト）情報が生じるが、その情報はほとんど個々の患者には還元されず、医療者による経営分析や統計などのデータ活用にとどまっている。

(3) 健康情報の価値はどこにあるのか

患者が医療にサービスを求めるようになったとはいえ、患者は医療機関に情報の保管を委ねることを当然とし、健康診断や検査結果を捨ててしまう人

第 5 章　あなたの健康を支える情報とプラットフォーム　　117

━コラム　健康診断データの一元管理の課題━━━━━━━Column━

表 5-1　大学保健管理施設で取り扱う医療・健康データ

小〜高等学校	大学・大学院生	教職員	特殊健診		雇入時健診	特定業務健診
身長	身長	身長	有機溶剤	業務経歴	身長	身長
体重	体重	体重		既往歴	体重	体重
(座高)	血圧	腹囲		尿蛋白	腹囲	腹囲
腹囲	検尿	胸部X線	特定化学物質	作業条件の調査	胸部X線	胸部X線
視力	視力	血圧		特定化学物質の種類に応じる検査	血圧	血圧
眼科	内科	検尿	電離放射線	被ばく歴	検尿	検尿
耳鼻科	胸部X線	視力		白血球数	視力	視力
皮膚科	心電図	聴力		赤血球数・血色素量	聴力	聴力
歯科	ヘルスチェック	心電図		白内障検査	心電図	心電図
検尿		内科		皮膚検査	内科	内科
栄養		血液検査			血液検査	ヘルスチェック
脊柱・胸郭		ヘルスチェック			ヘルスチェック	
心臓		上部消化管検査				
喘息		腹部超音波検査				
腎		大腸がん検査				
		骨密度検査				
		子宮頸がん検診				
		乳がん検診				

　慶應義塾は、小学校、中学校、高等学校、大学、大学院を有しており、小学生から教職員が退職するまでの経年データが存在する。在籍者概数は、小学校から高等学校で 7,500 名、大学生・大学院生で 33,000 名、専門課程 50 名、教職員が 6,000 名であり、常時 47,000 名（規模としては東京都千代田区の人口程度）のアクティブな医療・健康情報を取り扱っている。データ項目数は、個人属性や診療情報を除いた定期健康診断データだけでも数十項目あり、その他判定項目、ライフスタイル調査や二次検査項目などを健診種類ごとにカウントすると、メンテナンスが必要な詳細項目数は数千単位、コードなどのマスタデータ件数も数百単位になり、毎年蓄積されるビッグデータ

を手作業で管理することはもはや困難である。しかし、管理しているすべてのデータを一元化する仕組みは、アーキテクチャ部分でのパフォーマンスの問題、個人情報と同意の問題、費用対効果（はたして利活用されるのか、経費をかける価値があるかに関する議論）、システム担当者のマンパワーの問題から着手できていない。

現在、2010年より大学内で開発した業務用ネットワーク（LAN）を用いたクライアントサーバ型健康診断システム（IDST：Information and Database of health care Service Tools）を用い、学生・生徒の健康診断、教職員健康診断、雇入時健康診断、特定業務健診の集中管理を行っている。集積されたデータのうち、単年度の大学生・大学院生の健康診断結果はインターネット環境からセキュアな学内認証基盤を通じてWEBで閲覧でき、また、学内の各キャンパスに設置された自動発行機にて健康診断証明書の出力も可能である。

健康診断や二次検査以外でも、大学保健管理施設では様々な医療・保健データが生じる。多種多様であるが、それらを一元管理するシステム、個人が利活用する仕組みは、当大学でも構築できていない。個人が受診した病院やクリニックの受診記録まで一元化することが可能であれば、対象者にとって利活用する付加価値は高まるであろう。しかしながら、データ環境、ツール環境などのインフラが整ったとしても、主治医登録制度を持たない我が国の医療保障制度では、個人の判断による情報提供に依存することしかできず、本来データを利活用してほしい対象である高齢者や、医療への関心が低い者のデータ集積はかなり困難である。苦労して入力する付加価値が見えない限り、利用者が自主的に個人情報を入力して保存する仕組みが利用されることは考えにくい。また、現行のように健康診断結果や検査結果を紙ベースで配布しても、廃棄・紛失する者が後を絶たない。大学保健管理施設として、そして広く社会政策として、自分の健康情報データを財産であると認識し、かつ、PHRへの関心と行動を促すヘルスリテラシー教育施策が必要である。

が多い。学生だけでなく、成人でさえも、健康診断結果や感染症記録を紛失し、再発行を依頼されることが多々ある。

保険証、預金通帳、パスポートなどは「貴重品扱い」として家庭に保存されるが、健康情報もそれらと同様に扱われない限り、手元に記録を保管する

ことは難しいのかもしれない。しかし、医療法上、診療録の類は5年の保存期間を過ぎれば、頼りにしている医療機関でさえ、保存義務がなくなることを、多くの人は知らない。従って、個人の健康情報は、生涯にわたって、自分で保存管理するしか手段がない。医療情報を手元に保存しておいても、利活用することがなければ、情報そのものの価値は低く、積極的にPHRやEHR（Electronic Health Record）を保存管理する行動には結びつかない。検査結果の再発行を求める者のほとんどの事由をみると、進学、就職、留学、保険の加入であり、健康の維持・増進のために利活用したい者はほとんどいない。

　筆者は大学病院に勤務していた頃、何度となく、医師から留学や再就職のための健康診断結果の書類再発行を依頼された。健康管理やデータの保存は医療機関の仕事と言われることがある。時代は徐々に変わり、さすがに医療者の「健康管理は他人任せ」という発言は恥ずかしいという風潮にはなってきたが、医療の現場でさえもこのようなことは生じていた。良くも悪くも、患者さんの「私の健康は○○先生におまかせしています」「妻が健康管理しています」は、いまだに聞かれる言葉である。医療系学部学生の傾向をみても、1年生のときに送付された書類を4年生のときに紛失している率は15〜20%である。そもそも紙ベース運用の仕組み自体も改善すべきであるが、健康管理に関する関心やヘルスリテラシーの低さも大いに問題である。

　個人が健康情報を保存管理する本当のメリットは何だろうか。母子健康手帳には胎児期から乳幼児期の健康情報が記録されているが、この時期の健康状態は生涯にわたる健康の基礎情報となる。特に、予防接種や感染症の罹患記録は大変重要である。青年期以降の健康診断結果や医療機関の受診記録は、成人期以降に肥満や高血圧などの生活習慣病をはじめとした疾病で医療機関を受診した際に、過去の健康状態を確認するための情報として役立つ。しかし、たとえ過去の健康情報がなくても、一部の患者を除いたほとんどの場合、再検査や罹患歴の聴取により治療に関与する情報は不足しないため、そこに価値創出は見いだせない。

　現在、健康情報を最も利活用しているのは医療者や研究者である。また、

── コラム　学生健康診断情報の書類発行と結果閲覧 ──── Column ─

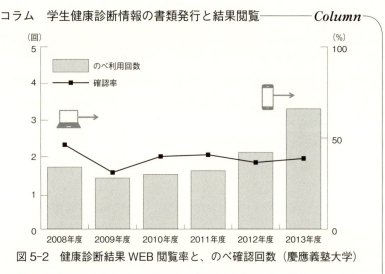

図 5-2　健康診断結果 WEB 閲覧率と、のべ確認回数（慶應義塾大学）

　慶應義塾大学は全キャンパスにおいて、健康診断終了後約 20 〜 50 日で健康診断結果を通知している。郵送費や個人情報保護の問題があり、2006 年までは窓口で本人確認を行った上で結果報告書を配布していたが、自主的に取りに来る学生が非常に少なかった。近年、ほとんどの学生がパソコンを利用するようになったため、2007 年から WEB 閲覧サービスを開始したところ、アクセスして結果を確認する学生が急増した。特に 2013 年度から閲覧画面をスマートフォン対応にしたところ、前年度と比較して WEB 確認率が 36.6% から 38.8% へ、のべ閲覧回数が 2.1 回から 3.3 回と増加した。

　当大学では、健康診断結果に基づく証明書は窓口発行と自動発券機で行っているが、2008 年では総発行数 8,260 枚（うち、窓口発行が 22.9%、自動発券機が 77.1%）だったのに比し、2013 年度は、総発行数 8,275 枚（うち、窓口発行が 6.2%、自動発券機が 93.8%）と、総発行数に変化はないが、自動発券機利用者の割合がはるかに高くなった。

　このように、システム化により利用価値はある程度上がるとはいえ、多くの者は、就職やアルバイト、免許取得のための証明書がほしい、体育を履修したい、という理由で、健康診断を受診し、結果を取りに来ることがほとんどである。各大学では、受診しないと体育科目の履修や学割証の発行、大学で紹介するアルバイトへの参加ができないようにしたり、健診結果を閲覧し

ないと成績証明書が確認できないなど、必ず閲覧させるような仕組みが検討されている。ペナルティによるマイナスストロークではあるが、ある程度の規制を設けなければ、受診行動や結果を閲覧したり活用したりする行動に結びつかないというのが現状である。本質的な部分で、学生は健康診断やそのデータ利用価値をまだ見いだせていない。

ビッグデータ解析により、新しいビジネスを創出している団体や企業である。しかし、健康情報の価値はどこにもたらされるべきかと言えば、本来は個人である。個人の QOL に価値を創造することが、プラットフォームの本質であるべきと考える。

(4) だれがプラットフォームを運営するのか

　個人が健康情報を利活用するためには、社会政策的な仕組みが必要である。日本国憲法第 25 条において、健康実現は「国民の権利・国の義務」とされ、健康増進法に基づき策定された「国民の健康の増進の総合的な推進を図るための基本的な方針」による健康日本 21 では、自己選択に基づいた生活習慣の改善および健康づくりに必要な環境整備を進めることが提言された[1]。2010 年 5 月には、高度情報通信ネットワーク社会推進戦略本部（IT 戦略本部）において「新たな情報通信技術戦略」が作成され、「2020 年までに情報通信技術を活用することにより、すべての国民が地域を問わず、質の高い医療サービスを受けることを可能とする」ことを提言した。具体的には、「全国どこでも過去の診療情報に基づいた医療を受けられるとともに、個人が健康管理に取り組める環境を実現するため、国民が自らの医療・健康情報を電子的に管理・活用するための全国レベルの情報提供を創出する」としており、同年 6 月には「『どこでも MY 病院』構想の実現」や「シームレスな地域連携医療の実現」などを含む工程表が決定されている。

　例えば能登北部医療圏の実証事業モデルでは、実施体制と事業については、実証地域や県の医師会、薬剤師会、有識者、県、協力団体等からなる運営委

システム管理	広告掲載料・スポンサー収入 ユーザ利用料 ストレージサービス利用料 アプリダウンロード料 薬局などの囲い込み収入
研究受託	データ利用料 国からの業務委託（補助金・助成金等） 寄付
診療報酬	保険点数
ブランド・信用	ISO20000などの優良/信頼/規格認証マーク 国家の認可
サービス	データの二次利用

図 5-3　民間企業のインセンティブ設計

員会、下部組織として詳細を検討する作業部会を構成して推進・管理する、また実証地域での説明会や事業実施のための教育を行い、さらには実証事業終了後の継続利用を見据え、サポートセンターを設置する等の体制を構築した[2]。評価としては、会員証などの ID 認証、セキュリティに関しては概ねクリアしたものの、医療機関や薬局等への教育にかなりの時間と人員が必要となったことや、高齢者など患者へのシステムへの理解度や習熟度を一定のレベルに達するために十分な時間が必要になったこと、常時サポートが必要だったことが課題となった。

　ライフクラウド研究コンソーシアムでは、産官学各部門の会員にてライフクラウド研究を行っている。運営主体やその持続継続性について、また、企業が運営主体となった場合のクリアすべき条件をテーマに議論したことがあった。民間企業が持続継続性を持たせるにはインセンティブ設計が前提である（図5-3）。具体的には、ユーザーへの課金（会員制、ストレージサービス、アプリのダウンロード料など）、広告収入、保険会社や製薬会社などからのスポンサー収入、企業が会員データの二次利用をさせてもらう、薬局などの囲い込み収入、国からの業務委託、などの意見があがった。

　国家予算でセンターを設け、運営する方法もあるだろうし、民間企業へ委

託する方法もある。また、民間企業主体でサービス展開する方法もある。すでに EHR および PHR の概念化、標準化、医療ビッグデータの利活用についてはいくつもの提言がなされ、技術も整っている。運営主体や持続継続性についての長い議論をしているうちに、旧態依然の政策になってしまわないよう、目標達成までのスピード感が必要である。

(5) 医療情報が利活用されない理由と課題

　個人が医療情報を蓄積しにくい理由、利活用しない理由を以下にまとめる。

　第一に、医療情報に関するインセンティブ設計が、個人ではなく保険者向けに行われていることである。高齢者に対する医療の確保に関する法律では、概算後期高齢者支援金について、「概算後期高齢者支援金調整率は、健診受診率やメタボ率、目標達成状況、保険者に係る加入者の見込数等を勘案し、百分の九十から百分の百十の範囲内で政令で定めるところにより算定する」と定めている。加算対象は、特定健診又は特定保健指導の実施率が実質的に 0％の保険者に限定し、加算率は、全保険者が特定健診・保健指導に要している費用を勘案し、0.23％に設定し、その上で、一定の基準を達成した保険者へ減算を行うとしている（図5-4）。この制度により、健康診断、保健指導データを XML（eXtensible Markup Language）形式で記述する規格によ

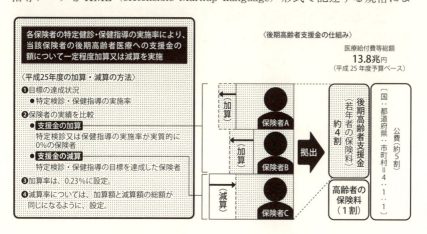

図5-4　特定健診のインセンティブ設計

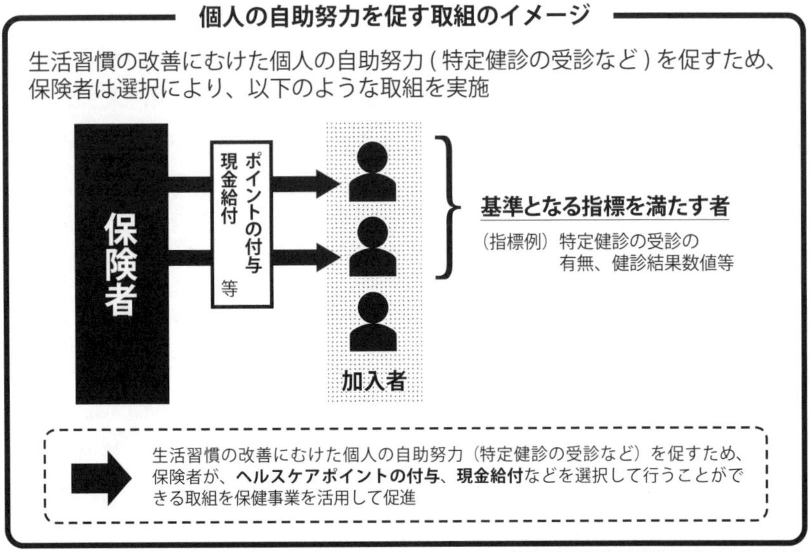

```
┌─────────── 個人の自助努力を促す取組のイメージ ───────────┐
│ 生活習慣の改善にむけた個人の自助努力(特定健診の受診など)を促すため、│
│ 保険者は選択により、以下のような取組を実施                │
│                                                          │
│  [保険者] →ポイントの付与・現金給付等→ [加入者]          │
│                                         基準となる指標を満たす者│
│                                        (指標例)特定健診の受診の│
│                                         有無、健診結果数値等  │
│                                                          │
│  ⇒ 生活習慣の改善にむけた個人の自助努力(特定健診の受診など)を促すため、│
│     保険者が、ヘルスケアポイントの付与、現金給付などを選択して行うことが│
│     できる取組を保健事業を活用して促進                   │
└──────────────────────────────────────────────────────────┘
```

〈田村厚生労働大臣提出資料 平成26年〉

図5-5 健康増進・予防に向けたインセンティブ方策について

り提出することと指定したため、保険者側でのデータ保存が義務付けられた。

　厚労省は、2014年3月に「健康増進・予防に向けたインセンティブ方策について」を発表した[6)11)](図5-5)。これは、現在一部の医療保険者が行っている、疾病予防や健康増進に努力した個人へのポイントの付与や現金給付の取組について、取組状況を把握し、すべての保険者に向けたインセンティブ向上策を検討するものである。

　実際に、東京都職員共済組合や出光興産健康保険組合では、加入者の健康づくり行動にポイントを付与している[4)]。米国のUnitedHealth Groupである Pacific care health system 社では、被保険者が健康増進につながる活動(エクササイズ、禁煙、ダイエット、血液検査結果の改善など)を行った場合に、ポイントを与え、ポイントに応じた特典をプレゼントする制度を設けている。日本でも、株式会社ローソンは、クーポン券などのインセンティブ設計と同時に、ディスインセンティブ設計として、2012年から、1年間健康診断を受診しなかった社員と直属の上司に対し、翌年度5月末に支給される賞与から

―コラム　データヘルス計画（厚生労働省）――――――― Column ―

　政府は 2013 年 6 月 14 日に閣議決定した「日本再興戦略」の中で、"国民の健康寿命の延伸"を重要施策として揚げた。「健康保険法等に基づく厚生労働大臣指針」（告示）を改正し、すべての健康保険組合に対し、レセプト等のデータの分析に基づく加入者の健康保持増進のための事業計画として、「データヘルス計画（仮称）」の作成・公表、事業実施、評価等の取組を求めるとともに、市町村国保が同様の取組を行うことを推進することを揚げた。これを受けて厚生労働省は、2014 年 3 月、「健康保険法に基づく保健事業の実施等に関する指針」を改正し、「保険者は、健康・医療情報を活用して PDCA サイクルに沿った効果的・効率的な保健事業の実施を図るための保健事業の実施計画（データヘルス計画）を策定し、計画に基づく保健事業の実施及び評価を行う」とした。

　これらの政策も、データは蓄積しているだけではなく、活用しなければ意味がないといったコンセプトによるものである。特定健診と同様に、各保険者に管理を求め、被保険者の健康改善と医療費適正化にとどまらず、企業の生産性および社会的評価の向上、我が国の社会的・経済的な活力の向上につなげようとするものである。具体的には、各保険者がデータ分析を行い、健康課題と目標を設定し、保健事業を展開する、また、それを評価、報告する PDCA 化（Plan（計画）→ Do（実行）→ Check（評価）→ Act（改善）の 4 段階）を義務づけるものである。特定健診の義務化から 5 年が経過し、データ活用という意味でのアウトカムを求めた一歩進んだ展開となった。

本人 15％、直属の上司 10％を減額する制度を設けた。
　これら特定健診政策は、保険者が被保険者に向けた健康維持・増進サービスを展開することを期待しているものであるが、保険者によっては特定健診実施率が 40％ 未満、保健指導実施率が一ケタ台であり、ペナルティがあっても未受診者や改善が不十分な被保険者が多いのが現実である。保険者が個々に向けた保健指導を実施するには、医師や保健師の雇用が必要であり、定期チェックのための検査費用など医療費も増加する。また、保険組合全体に課せられる連帯責任制度には批判もある。

第二に、個人の情報リテラシーの問題である。2012年末における個人の世代別インターネット利用率は、13歳〜49歳までは9割を超えているのに対し、60歳以上は大きく下落している[10]。世代間だけではなく高齢者の情報リテラシーの格差は大きい。高齢になると、IT利用への興味の格差だけでなく、視力や聴力など感覚器や認知機能に関する問題も生じる場合がある。インターネット環境へのアクセシビリティについても検討が必要である。

第三に、個人が利用できるすべてを一元化して保存できる、持続継続性のある運営主体によるプラットフォームが提供されていないことである。様々な運営母体が、紙や手帳、データで本人へ医療情報を通知するが、媒体は運営母体によって異なり保存しにくい。また、なんらかの保存システムがあったとしても、利用者が改めてデータを手入力することはデータの正確性や時間的な手間を考えると現実的ではない。

紙ベースの母子手帳やお薬手帳は、一度紛失すると、データが復元できないことが多い。医療機関でも、医療法での保存義務期間が経過した後は廃棄処分されることも多く、また災害などによる不慮の紛失もある。東日本大震災では、多くの医療機関が被災し、膨大な量の医療情報が失われた。紙に記録されていたカルテ情報やレントゲンフイルムはもちろんのこと、電子データとして保存されていたカルテ情報やレントゲンなどの画像データも、コンピュータ（サーバ）の破損により使えなくなり、診療に大きな支障をきたした。

健康情報やライフログは個人、またビッグデータとしてたくさんの可能性があるが、その利活用については、まだ発展途上のプロセスにあると言える。近年、医療ビッグデータ分析からがんや感染症予防、入院期間の短縮、地域医療の可視化などの取り組みが報告されている。しかし、自身の健康の回復、維持増進を超えて、個人またはその集合体が積極的に関与し、社会全体のQOL向上を実現することこそ、プラットフォームの価値創造であることを忘れてはならない。

コラム　個々のヘルスリテラシーを高めるには　────*Column*

　情報リテラシーの中でも、「健康情報を得る、理解する」「健康維持・増進に役立たせる」という能力をヘルスリテラシー（health literacy）と呼ぶ。

　例えば、非常に感染力が強いB型肝炎は、個人で予防できる感染症の一つであり、ヘルスリテラシーが問われる。B型肝炎に感染しているかどうかは、血液検査で分かるが、通常の日本の一般健康診断では行われない。血液検査でHBs抗原が検出された場合、血液の中にHBウイルスが存在することを意味する。海外渡航が多い人は、一度検査を受けておくとよいが、感染症に関する興味がなく、情報がなければ、検査の必要性も判断できないであろう。ヘルスリテラシーで言えば、「情報を得て、理解する」力である。

　B型肝炎は知らない間に感染することも多いため、予防接種が有効である。海外渡航前に予防接種を受けておくという判断も重要である。B型肝炎の感染経路は母子感染、輸血、医療行為、性行為などである。成人では、ほとんどは慢性感染者との性的接触によるものと考えられている。感染の危険が生じる不特定の相手との性行為を避けること、コンドームを装着することは感染予防につながる。これらの予防行動は、「情報を健康維持・増進に役立たせる」力である。

　個々のヘルスリテラシーを高めるためには、日常から、健康管理に興味を持ち、口コミや噂に頼らず、正しい情報を集め、迷ったらすぐに信頼できる医療機関や専門家に相談する、判断するための助言を得ることを心がけることが必要である。学校や家庭での教育のほか、ソーシャルサポートやメディアの利用、社会的ネットワークなどの手段が挙げられる。

　「私たち一人ひとりがいのちの主人公、からだの責任者」を合言葉にしている、NPO法人「ささえあい医療人権センターCOML」が推進している『新・医者にかかる10箇条』を紹介する。

1. 伝えたいことはメモして準備
2. 対話の始まりはあいさつから
3. よりよい関係づくりはあなたにも責任が
4. 自覚症状と病歴はあなたの伝える大切な情報
5. これからの見通しを聞きましょう
6. その後の変化も伝える努力を

7. 大事なことはメモをとって確認
8. 納得できないときは何度でも質問を
9. 医療にも不確実なことや限界がある
10. 治療方法を決めるのはあなたです

2. 人に受け入れられるプラットフォームとは

(1) 行動変容と習慣化の心理

　健康情報プラットフォームは医療情報のIT化と利活用の仕組みであり、個人にとっては新たな取り組みであり、医学用語で言えば「行動変容」が求められる。どんな分野においても、行動心理やその背景を考慮しない設計は、「素晴らしい出来栄えであっても、使われないシステム」となる。「システム構築の成功」と「システムの活用」は全く別である。

　使われないシステムは、正確に言えばシステムではなく、ただのソフトウエアである。システムを構築する際、全国民に対する要件定義は当然ながら不可能である。だからこそ、常に何が目的なのか、受け入れ使われるためには何をすべきかを意識することが必要である。特に、広く一般を参加者としたプラットフォーム設計に関しては、行動変容における一連の理論を活用することや、過去の理論の応用事例を知ることが有益である。

　「行動変容」という用語は、行動理論や行動療法における"behavior modification"の訳語であり、汎理論的モデルのなかで"behavior change"が使用されて以来、この行動変化と行動変容を区別せず用いられることが多くなった[13]。

　個人に対しても、集団に対しても、行動変容を促すことは非常に難しい。行動変容にはエネルギーを伴い、それは多くの人にとって苦痛である。劇的なインセンティブがなければ行動変容は難しく、古い習慣はなかなか変えられないものである。人は、習慣化されたプロダクトこそ、自分にとって価値あるものだと認識し、依存を強めてしまう。つまり、新たな習慣を形成する

ことに対する最大の敵は、過去の習慣や文化である。どんなに好奇心の強いパーソナリティでも、根本的に人は、「今まではこうやってきた、これで問題なかった」と、いつもやっていることをいつもと同じようにやりたいという意識が強い。要不要論の根底には「変えたくない」という心理が働いている。

(2) 個人の行動変容を促すためのヒント

どんなプラットフォームであっても、個人、社会に受け入れられるためには、人をどう動かせるのか、人の行動は変えられるのかを設計しなくてはならない。特に医療は、個人の生命維持に関わるものであり、特定の集団でなく、広く国民に受け入れられる仕組みが必要である。ヘルスプロモーションでの健康行動理論や計画モデル、マーケティングでの消費者行動論について知ることは大きなヒントになるだろう。

健康行動理論では、「認知−行動」に関する概念を3つ設けている。
1. 行動は認知を通じて起こる。すなわち、人々の知識や考えが行動に出る。
2. 行動変容のために知識は必要であるが、それだけでは十分でない。
3. 認知、動機、技術、社会的環境は行動に対する鍵となる。

これらの概念はどの理論でも共通である[8]。

健康信念モデル (Health Belief Model)(図5-6) は、健康行動の初期の理論の一つであり、Beckerらにより1950年代に考案された[16]。集団にプログラムへの参加を促したり妨げたりする因子を調べ、自分が病気にかかりやすいかどうかの信念、それを避けることによる利益の認知が行動の準備性に影響すると理論化した。生じる脅威、危機感によって、行動のプラス面とマイナス面を比較し、人は行動を起こす。マイナス面が強いと判断すれば、行動に至らない。新しいアプリを配布しても、入力する手間が大きければ使われない。しかし、医療機関での診療に役立つ、なにかしらのインセンティブが働くというプラス面が大きくなれば、行動を起こす、というものである。

変化のステージモデル、トランスセオレティカルモデル (Stage of Change

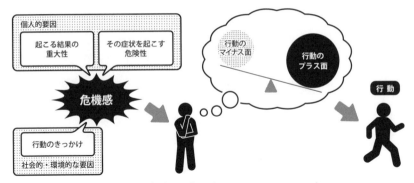

図 5-6　健康信念モデル（Health Belief Model）

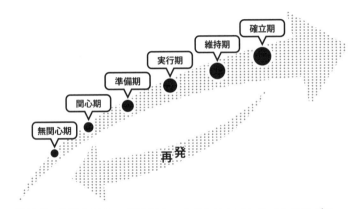

図 5-7　変化のステージモデル、トランスセオレティカルモデル

Model、Transtheoretical Model）（図 5-7）は、Prochaska らによって開発された変化のステージモデルである[19]。基本的な前提として、行動変容自体はプロセスであり、イベントではないとしている。行動を変えようとする人は、無関心期、関心期、準備期、実行期、維持期のプロセスを歩む。行動変容の心理は、一つのステージから次のステージに順番に移動し、維持期で固定されるわけではなく、どのステージからでもプロセスに入ったり、前のステージに戻ったり、やり直したりする、という捉え方である。維持期に入るまでの行動変容プロセスは移ろいやすい。例えば、健康情報を利活用するように

コラム　トランスセオレティカルモデルを応用した行動変容を促すための禁煙支援　―― Column

　慶應義塾大学では、2006年に医学部キャンパスの敷地内完全禁煙化を行った。当時の喫煙率は、男性22%、女性11%と、かなりの数の喫煙者がいた。

　学内の保健管理センターでは、敷地内禁煙を実施する前後で、教職員向けの禁煙支援（禁煙教室、講習会、配布物による集団指導）を行った。医療従事者は一般職と比較し、喫煙率が高いことが以前から報告されている。病院職員は深夜業務があることや、患者と接することによるストレスも多く、ニコチンの持つ覚醒作用を逃げ道にしている人が多く存在すると考えられていた。禁煙プログラムでは、再喫煙対策として、保健師がトランスセオレティカルモデルを参考に支援を行った。

　まず、対象者が無関心期、関心期、準備期、実行期、維持期のどのプロセスにあるのか検討した。多くは関心期、準備期であり、一人で禁煙する自信がなく、医療者のアドバイスやニコチン代替療法の希望者であった。また、帳票によるストレスチェックも行い、結果を対象者へフィードバックし、ともに解決方法を考えた。

　維持期に入るまでの行動変容プロセスは移ろいやすい。喫煙衝動は、多くの場合1～3分で収まるため、代償行動をとることが有効である。車の運転時、食後のコーヒーの後など、普段の生活習慣と喫煙が結びついているときは、習慣そのものを変えることを提案した。

　2006年から2008年の2年間で、50名以上が6カ月のサポートに参加、教職員健診時に300名、特殊健診時に約100名の個別指導、研修医および新任職員各年約300名へ集団指導、敷地内禁煙前の教職員健診時に124名に個別指導を行った。

　その結果、翌2007年度には、喫煙率は、男性17%、女性9%と低下した。また、喫煙を継続している教職員でも、喫煙本数が減ったと回答した者が半数以上を占めた。喫煙を続けている人は、何度か禁煙に取り組んでも挫折している場合がほとんどである。対象者がどの時期にあって、どんな心理状態なのかを把握する目安として、トランスセオレティカルモデルは役立った。

なっても、それが習慣化して維持されることは難しいということを示す。

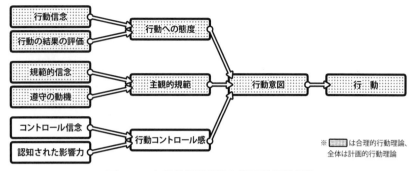

図 5-8　合理的行動理論と計画的行動理論

　計画的行動理論（Theory of Planned Behavior）と合理的行動理論（Theory of Reasoned Action）（図 5-8）は、行動信念、態度、行動意図との関連を示している。どちらの理論も、行動意図が行動の最も重要な決定要因であるとしている[14]。人は、「行動への態度」「主観的規範」「行動コントロール感」から「行動意図」に至る過程で、その行動が良いと思うか（態度）、その行動が社会的な常識に反していないか（規範）、自分はその行動を実行できる力があるか（統制可能性）といったことを考慮する。考慮が長ければ判断に至らず、行動にも至らない。本人が健康情報を利活用することに対しプラスの感情を持っており、社会的にも常識と認識し、また、「自分でもやれる」と信じることが必要である。

　社会的認知理論（Social Cognitive Theory）（図 5-9）は、人と環境の相互の関係性と、健康行動の心理社会的な決定要因を示している。個人的要因、環境要因、人間行動が相互に影響を及ぼす動的な過程を示し、自己効力感、ゴール、結果の予測を行動変容の可能性としている。Bandura は、自己効力感を行動変容の最も重要な要因としている[15]。自分が行動に移す能力を持っているという感覚あるいは自己効力感を持つなら、障害に直面しても行動を変化させることができるという効力予期が大きくなる。自分が健康行動へのコントロールを発揮できないと感じるなら、行動をおこしたり、変化をやり遂げたりしようとは思わない。また、自分以外の人物が問題なく適応している様子を観察すること（代理体験）は、行動変容へ影響する。あの人でも

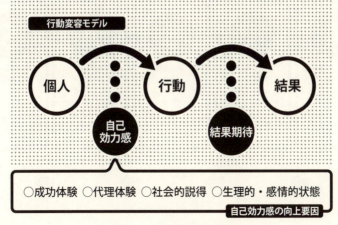

図 5-9　社会的認知理論

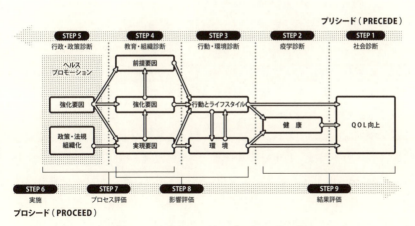

図 5-10　プリシード・プロシードモデル

できるのであれば、私もできるはず、という感情は、効力予期を強める。

　プリシード・プロシード（PRECEDE-PROCEED）モデル（図5-10）は、Green、Kreuter らによって開発された計画モデルである[18]。

　プログラムは、望ましいアウトカム（結果）から始め、その目的を達成するための戦略の組み合わせをさかのぼって考える過程を通じて計画されるという理念である。9つのステップで構成され、最初の5つは、教育的・環境

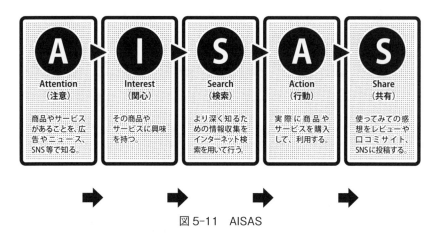

図 5-11　AISAS

的問題の両方に対処する診断的なもので、①社会診断、②疫学診断、③行動・環境診断、④教育・組織診断、⑤行政・政策診断、後の4つは、ヘルスプロモーション介入の実施と評価のためのもので、⑥実施、⑦プロセス評価、⑧影響評価、⑨結果評価である。教育・組織診断における前提要因は、行動とライフスタイルを動機づけする。強化要因は、行動がすでに開始された後でも活動するもので、報酬やインセンティブを与えることで、行動の繰り返しや継続を奨励する。実現要因は、個人の特性をもとに実行させるもので、それらの要因は、利用できる資源、支援的政策、援助、サービスを含む。社会診断をQOL向上と設定し、健康の維持・増進に働きかける行動とライフスタイルに影響を受ける、前提要因、強化要因、実現要因、環境を健康情報プラットフォーム設計に生かすことができる。

　消費者行動論AISAS（Attention、Interest、Search、Action、Share）（図5-11）は、電通が2004年より提唱している消費行動モデルである。消費行動に至るまでに、注意、関心、検索、行動、共有のプロセスを設けている。インターネットをはじめ家庭におけるメディア環境が進化する中で、情報を検索・比較検討し、友人や仲間たちと共有するといった新しい生活者の行動を背景にしている。インターネット普及以降の消費行動の特徴として、消費者は購入前に検索し、購入後に共有するという2つのプロセスを前提にし、

―コラム　"共有（share）"が行動変容を促す────────Column─

　ライフクラウド研究コンソーシアムでは、2013年に、大学生の肥満者を対象に、PHRを使用して、健康意識・行動の変化について実証実験を行った。大学定期健康診にてBMI（Body Mass Index：体格指数）30以上の高度肥満者74名のうち、実証実験の同意が得られた平均年齢24歳の9名を対象とした。保健師が、学生に30分程度個別対面式の面接を行い、減量に関する食事や運動についての助言、生活指導を行った。2カ月間、学生に歩行数、体組成、血圧のPHRをクラウド上に蓄積し、WEBサイトを利用して自己健康管理を行ってもらった。なお、個人の判断で中断をしてもかまわないことを伝え、無理なダイエットはしないよう助言した。

　日々持ち歩く入力デバイスとしては、IC付き万歩計を用いた。体組成計および血圧計は測定と同時にFeliCa（ソニー社の非接触型ICカード）で同期させ、クラウドにデータを蓄積した。このPHRのWEB管理方法は、徳島大学が開発したシステムを用いた。WEB上では各自が自分のPHRの変化を観察できるだけでなく、参加者同士の歩数ランキングが確認でき、保健師によるコメントも参照できた。

　学生9名の内1名は、歩数計の携帯が普段の服装だと行いにくいこと、大学に来ることが少なかったことを原因とし脱落した。合計8名の約2カ月の調査期間中のWEBへの平均アクセス数は23回／人であった。8名のうち、6名が体重測定を実施、継続していた。その結果、6名全員に体重の減少（平均1.8±1.4kg）を認めた。

　PHRの活用は健康管理におけるセルフモニタリングのきっかけ作りとしても有効だが、それだけではモチベーション維持は難しく、加えて、保健師による行動変容ステージに合わせた指導コメント、目標値の設定などWEBで確認できるように指導を行い、長期的なモチベーションの維持に努める必要があると思われた。また、歩数ランキングやコメント参照など、ソーシャルネットワークへの参加も有効だと思われる。

　消費者の行動にインターネット上の情報やクチコミが大きな影響を及ぼすことを表す。行動変容のためには、共有のプロセスまでを視野に入れて、生活

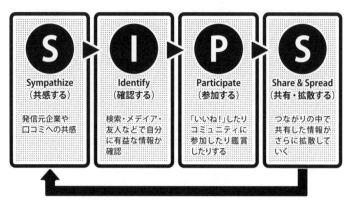

図 5-12　SIPS

者、あるいは消費者の生活環境全体を包括的に捉えたコミュニケーションを行う必要がある。

　その後、電通は、SIPS モデル（Sympathize、Identify、Participate、Share & Spread）（図 5-12）も公表し、共感する、確認する、参加する、共有・拡散する、のプロセスに整理している[12]。ソーシャルメディア上では、人が共感したものしか拡散していかないことから、まず、扱う情報は、生活者に共感された情報であることが重要であり、そして、共感した情報が自分の価値観に合い有益であるかどうかを、検索だけでなくあらゆる手段で確認する。それから行動を起こすが、それだけではなく、ソーシャルコミュニティに参加し、これがイノベーションの普及につながる。健康情報プラットフォームでは、医療情報の利活用の一つとして、個人、家族、医療者、介護者などとのコミュニケーションツールも検討されている。個人の QOL 向上には、社会的なつながりが重要であり、ソーシャルネットワークへの参加が行動変容と持続継続のキーかもしれない。

　フックモデル（The Hook Model）（図 5-13）は、トリガー（きっかけ）、アクション（行動）、リワード（報酬）、インベストメント（投資）の 4 つのフェーズによってサイクルされる[17]。フックモデルの特徴の一つとして、サービスと人の日常や感情につながりをつくり出すために内的トリガーを利用することが挙げられる。内的トリガーとは、人の心に湧き出る退屈や孤独と

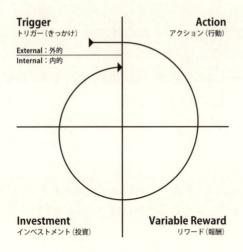

図5-13　フックモデル

いった感情（特にネガティブな感情）である。これらの心の隙間を満たしてくれる刺激やソーシャルネットワークが即座に得られるようなプロダクトを構築する方法があれば、人は行動変容し、習慣化をもたらす。習慣化されれば自ずと価値を見いだし、無意識化される。Eyalは、健康管理アプリを使用していた人が、入力が苦痛になったため行動は習慣化されなかったが、サイト上でメンバーから励ましのメッセージを報酬として得ることで習慣化したという事例を挙げている[17]。

　これらの理論は、健康を向上させることを目的に、対象の自発的行動に影響を与えるためにマーケティング技術を応用している。ヘルスプロモーションとの違いは、インセンティブとベネフィットによって行動を強化するように人々に情報を与える点である。

3. 健康情報プラットフォームの目的地「健康」と「QOL」

(1) プラットフォームの目的地──「健康」と「QOL」の考え方

　「健康」や「QOL」は、個人の主観によるところが大きい。医療の現場で、患者のQOLを重視するということは、医療が患者中心になっていることを意味する。がん治療に際して手術するのか、放射線療法をするのか、できるだけ何もしないのか、といった選択や、機能不全に陥った下肢を残存させるのか、義足を選ぶのかという選択など、延命治療ではなく、患者ができるだけ生き生きとしていられる時間を長くすることが、医療の現場でも考えられるようになった。

　私たちは、病院の検査結果で「すべての項目が異常なし」であると「健康である」と判定しがちである。健康診断結果がすべて基準範囲内「A」であれば、完全な健康が保たれていると考えがちである。しかし、気分が落ち込んで、体調が悪いにも関わらず、「どこも悪くないですよ」と医師から言われれば納得できないこともあるだろう。残念ながら「健康」は検査結果では100％表現できないものである。

　医師は臨床的診断結果を伝えるが、個人の「健康」や「QOL」を保証したわけではない。すなわち、健康の保持・増進は、個人が自分のライフログの一つとして健康情報を捉え、自身の肉体的、精神的、社会的なコンディションを整え、QOL向上に努めることが必要であり、決して他者にまかせることはできないのである。

　プラットフォームの目的地は、個人の医療情報が可視化され、評価されればいいというだけではなく、情報を利活用することで、QOL向上につながる個人の行動変容がなされ、社会的なつながりや生きがいまで結びつくところまでを含める必要があるだろう。

(2) 健康情報プラットフォームが個人のQOLを向上させるプロセス

　健康情報プラットフォームが人に受け入れられ、使われるためのQOL向

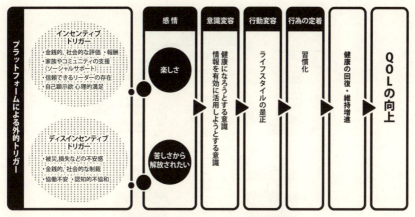

図 5-14　QOL 向上のプロセス

上に至るまでのプロセスを整理したい（図 5-14）。

　プラットフォームの効果は、「外的トリガー」として働く必要がある。外的トリガーにはインセンティブトリガーと、ディスインセンティブトリガーが存在する。例えば、インセンティブトリガーには、金銭的、社会的な評価や報酬、家族やコミュニティの支援（ソーシャルサポート）、信頼できるリーダーの存在、自己顕示欲の満足や心理的満足があるだろう。例えば、現在一部の医療保険者が行っている、疾病予防や健康増進に努力した個人へのヘルスケアポイントの付与や現金給付の取組み、無料や割引の健康サービスの利用、医師や保健師の手厚いサポート、ソーシャルネットワークによる社会心理的な満足感や連帯感、などが考えられる。

　ディスインセンティブトリガーとしては、被災、損失などの不安感、金銭的、社会的な制裁、就業への不利、協働不安や認知的不協和などが存在する。例えば、被災時に健康情報をすべて失い、適切な治療が受けられなくなる、人事評価が下がる、保険料が増加する、給与が下がる、他のみんながやっていることをしていない（仲間はずれになる、「和」を重んじる風潮への不安）、などが考えられる。これら 2 種類のトリガーは、「楽しさ」「苦しさ」の感情に作用する。楽しくても、苦しさから解放されるにしても、感情が満たされれば行動変容を促す。

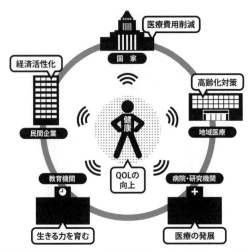

図 5-15　健康の維持・増進のためのプラットフォームの可能性

　それらのトリガーにより、健康になろう、健康情報を利活用しようとする意識が生まれると仮定する。その意識が生まれると、個人が考えつく範囲での行動変容を起こす。例えば、健診を受診する、食生活に注意する、運動サークルに入る、健康情報の収集や保存に努める、山登りやスポーツに友達や家族を誘う、予防医療や治療に積極的に取り組む、などのアクションである。
　この行動変容の過程は非常に重要であり、トリガーによる刺激が一過性であっても、繰り返し行われることや、報酬により強化され「習慣化」されていく。習慣化されてはじめて、健康の回復や維持・増進という結果が現れ、QOL 向上にたどり着く。

　本章では、健康情報プラットフォームの価値創出を個々の健康の回復・維持増進として、健康を創造するためのプラットフォームはどうあるべきか、人に受け入れられるためにはどう考えていけばいいのかを述べた。健康情報プラットフォームは、一つの手段であり、提案に過ぎないが、ライフログデータとともに QOL を向上させる大きな可能性を孕んでいる。だから、決して人々に受け入れられない、使われない仕組みになってはいけない。

健康を維持・増進させるためのイノベーションの普及や、人とのネットワークを機能させて価値共創の好循環を生み出すソーシャルインパクトを高めるためには、様々なステークホルダーが、様々な戦略を通じて、多様なレベルの変化のプロセスを生成されることが要求される。そのためには、設計者、各ステークホルダーの「人間力」「人を理解する力」が必要となる。また、個人のヘルスリテラシーも重要な課題である。健康を創造するためのプラットフォームは、時代に生きる人の価値観に合ったものであるべきで、動的、俯瞰的にならざるを得ない。医療費削減という目的を越えて、人を理解し、人が幸せに、生き生きと生きるための健康情報プラットフォーム設計を目指すことが、国家が目指す健康長寿への可能性の一つとなるだろう。

引用文献

1) 健康日本21推進全国連絡協議会「健康日本21　2001年2月26日」(http://www.kenkounippon21.gr.jp/)
2) 厚生労働省「シームレスな健康情報活用基盤実証事業　平成24年度事業成果報告書　2013年3月」(http://www.mhlw.go.jp/seisakunitsuite/bunya/kenkou_iryou/iryou/johoka/johokatsuyou/dl/houkokusho01.pdf)
3) 厚生労働省「労働安全衛生法の一部を改正する法律案の概要　2014年6月」(http://www.mhlw.go.jp/file/05-Shingikai-12602000-Seisakutoukatsukan-Sanjikanshitsu_Roudouseisakutantou/0000041653.pdf)
4) 厚生労働省「医療保険者によるデータ分析に基づく保健事業（データヘルス）について」(http://www.mhlw.go.jp/seisakunitsuite/bunya/kenkou_iryou/iryouhoken/hokenjigyou/jirei.html)
5) 厚生労働省「チーム医療の推進について（チーム医療の推進に関する検討会 報告書）　2010年3月19日」(http://www.mhlw.go.jp/shingi/2010/03/dl/s0319-9a.pdf)
6) 厚生労働省「健康増進・予防に向けたインセンティブ方策について　2014年3月28日」(http://www.kantei.go.jp/jp/singi/keizaisaisei/bunka/iryou/dai7/siryou6.pdf)
7) 高度情報通信ネットワーク社会推進戦略本部（IT戦略本部）「『どこでもMY病院』構想の実現について　2010年5月」(http://www.kantei.go.jp/jp/singi/it2/iryoujyouhou/dai10/siryou2_1.pdf)
8) 国立保健医療科学院「一目でわかるヘルスプロモーション　理論と実践ガイ

ドブック　2008年3月6日」(http://www.niph.go.jp/soshiki/ekigaku/hitomedewakaru.pdf)
9) 裁判所「医事関係訴訟事件の処理状況及び平均審理期間」(http://www.courts.go.jp/saikosai/vcms_lf/201405izitoukei1.pdf)
10) 総務省「平成25年版　情報通信白書のポイント」(http://www.soumu.go.jp/johotsusintokei/whitepaper/h25.html)
11) 田村厚生労働大臣提出資料「国民の健康寿命を延伸する社会の実現に向けた取組　2014年4月16日」(http://www.kantei.go.jp/jp/singi/keizaisaisei/skkkaigi/goudou/dai3/siryou09.pdf)
12) 電通「SIPS　来るべきソーシャルメディア時代の新しい生活者消費行動モデル概念　2011年1月」(http://www.dentsu.co.jp/sips/index.html)
13) 深井穫博「保健医療における行動変容の新しいパラダイム」『サイエンス・ヘルスケア』第10巻第1号、2010年、pp. 1-3.
14) Azjen, I. and B. L. Driver, "Prediction of leisure participation from behavioral, normative, and control beliefs: an application of the theory of planned behavior," *Leisure Science* 13, 1991, pp. 185-204.
15) Bandura, A., *Foundations of Thought and Action: A Social Cognitive Theory*. Englewood Cliffs, N.J.: Prentice-Hall, 1986.
16) Becker, M. H. and L. A. Maiman, "Sociobehavioral determinants of compliance with health and medical care recommendations," *Med Care* 13(1), 1975, pp. 10-24.
17) Eyal, N., *Hooked: How to Build Habit Forming Products*. Createspace Independent Publishing Platform, 2014.（『Hooked ハマるしかけ──使われつづけるサービスを生み出す［心理学］×［デザイン］の新ルール』Hooked 翻訳チームほか訳、翔泳社、2014年）
18) Green L. W. and M. W. Kreuter, *Health Promotion Planning：An Educational and Ecological Approach*. McGraw-Hill, 1999.
19) Prochaska J. O. and C. C. DiClemente, "Stages and processes of self-change of smoking: Toward an integrative model of change," *Journal of Consulting and Clinical Psychology* 51(3), 1983, pp. 390-395.

第6章
地域包括ケアと
プラットフォーム

秋山美紀

❖本章の概要❖

　超高齢化が進展する我が国では、住み慣れた地域や住まいで最後まで安心して暮らし続けられる体制づくりである「地域包括ケア」が進められている。実はこの地域包括ケアの推進は、地域に「プラットフォーム」を複層的につくり育てていくこととほとんど同義であると、筆者は考えている。本章では、健康情報プラットフォームラボとライフクラウド研究コンソーシアムの合同研究会で発表いただいた先進事例や調査結果等を引用しながら、改めて第1章で述べたプラットフォーム構築の際に考慮すべき要素である(1) コミュニケーションパターンの設計、(2) 役割の設計、(3) 参加者のインセンティブ、(4) 信頼形成、(5) 参加者の内部変化、について、地域包括ケアの文脈で考察する。つまり、地域包括ケアを「プラットフォーム」の視点から捉えなおすことで、現場の実践における重要な要素や機能を抽出する。

---

1. 「地域包括ケア」を「プラットフォーム」として捉える

　地域包括ケアは、元来、高齢者に限定されるものではなく、障害者や子ど

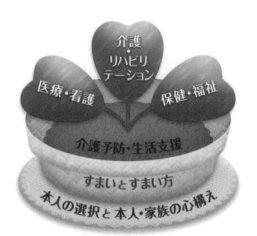

図6-1 地域包括ケアシステムの構成要素[8]

もを含む、地域のあらゆる人が、生活者として尊厳を持って暮らすことを理念としている[7)9]。基本にあるのは自立・自律した個が自身を支える「自助」であるが、たとえその力が衰えても、それを支える地域住民どうしの助け合い、インフォーマルな生活支援サービス、フォーマルな社会資源や行政サービス、そして介護や医療といった専門サービス等、つまり「互助」「共助」「公助」が必要に応じてつながり包括（integrate）することで、最後まで日常生活圏域の中で支えられるという体制づくりを指している。

図6-1は、住まい・医療・介護・予防・生活支援が一体的に提供される地域包括ケアシステムの構成要素間の関係を示したもので、概念図は少しずつ整理されてこの形になった[8]。筆者はこの植木鉢の図は、第1章で述べたプラットフォーム設計の際に検討すべき要素と共通のエッセンスを包含していると考えている。

まず、すべてを下支えする鉢皿に、「本人の選択と本人・家族の心構え」と書かれているが、これが地域コミュニティのメンバーが共有すべき土台となる規範・理念である。本人（および家族）が自発的に健康を管理する態度を持って健康な生活を送る「養生」と、人生の局面での自律的・主体的な意

第6章 地域包括ケアとプラットフォーム 145

思決定という土台がしっかりとあってこそ、住まいを拠点とした介護予防や生活支援、さらに専門職等の提供者側の連携体制が構築できるという基本的な考えを示している。

その土台の上に「すまいとすまい方」という鉢があり、その中に「介護予防・生活支援」という土があり、そこから芽を出しているのが、「医療・看護」「介護・リハビリテーション」「保健・福祉」という3枚の葉が連なる一つの植物である。この図の中には、本書第1章でプラットフォームの設計要素として議論した、プレーヤーの「役割の設計」、連携のための「コミュニケーションの設計」、参加を促す「インセンティブ」、「信頼」といった重要な要素がしっかりと隠れている。

例えば、かつては縦割りが指摘されてきた医療分野、介護・リハビリテーション分野・保険や予防の連携や協働（図の葉の部分）がうまくいくためには、それらの活動基盤となる何らかのプラットフォームが必要であり、その構成要素として最下層に「自助」および「住まい」を基点にした理念があり、その上の層に介護予防と生活支援といった土壌のレイヤーが一つのプラットフォームとして存在すると捉え直すことができる。

そのように捉えてみると、地域包括ケアがうまく機能するためには、何らかの仕掛け・仕組みが必要であり、理念という土台の共有、参加するプレーヤー間の「役割の設計」、「コミュニケーションの設計」、「インセンティブの設計」、さらには「信頼形成」、そして「参加者の内部変化」といった要素や変数を意識すべきだということが見えてくる。

地域包括ケアシステムの構築の本質は「まちづくり」そのものだと言われているが[7]、まちづくりや地域づくりもまたプラットフォームとの親和性が高い[6]。プラットフォーム的な視点から見ると、コミュニティが共有する規範の上に、多層的に重なり合う様々なプラットフォームをつくり上げていくことが「まちづくり」のプロセスと捉えることができる。例えば、リタイアした世代が次の活動の場を見つけるためのプラットフォーム、子ども、高齢者、学生の多世代交流のプラットフォーム、商店街活性化のプラットフォーム、といった目的を持った多様なプラットフォームが地域に生まれ、さらに

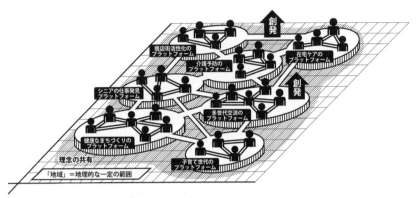

	「地域」＝地理的な一定の範囲
❶コミュニケーション	参加者が「情報」という側面でどうつながるのか？どのようなメディアをどのように用いると効果的にコミュニケーションができるのか？
❷役割	それぞれのプラットフォームの役割は何か？　そこに参加する人の役割は何か？　運営者の役割は何か？
❸インセンティブ	そこに参加する動機、そこでの活動を継続する動機や誘引はどうしたらつくれるか？
❹信頼	参加者どうしの信頼、プラットフォーム運営者への信頼はどうしたら形成できるか？
❺参加者の変化	参加者が自己効力感を持ったり、新しいチャレンジをしたりといった変化、エンパワメントはどうしたら実現できるか？

図6-2　プラットフォームの視点で捉えた「地域包括ケア」

プラットフォーム間の関係性が生まれていくことで、地域の営みが豊かになっていくわけである。

　図6-2に、地域包括ケアをプラットフォームの視点で捉え直したイメージと、その際に考慮すべき変数を示す。これらは、本書第1章で紹介した國領ら（2011）によるプラットフォームの主要な概念を地域包括ケアに拡張したものである。この図に例示したのは地域包括ケアに関わる様々なプラットフォームのごく一部であるが、地域に多層的にプラットフォームを構築し、そこでの営みが活性化することが、「地域包括ケア」の本質につながることを理解いただけるのではないかと思う。

　ところで、地域包括ケアの「包括（integration）」という言葉には、多職種の連携といったチームケアの意味だけでなく、対象者層の統合、そして、異なるシステムの統合の意味も含まれると、制度設計に尽力してきた田中滋氏（慶應義塾大学経営管理研究科）は述べている。図6-3は、地域包括ケアが想

第6章　地域包括ケアとプラットフォーム　　147

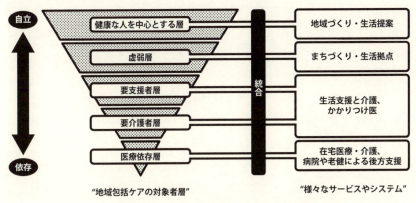

図6-3　地域包括ケアの対象者層とシステムの統合の概念
（田中滋氏の発表資料を一部修正）

定する様々な対象者層と、それら対象者層に合わせた様々なサービスやシステムの統合という概念を示している。

　対象者として最もボリュームが大きい層は健康で自立した人たちを中心とする層である。次いで、高齢等の理由で身体能力が低下してきたものの自分のことはかなり自分でできている虚弱層の人たちがいる。これらの層に続いて、身体機能や認知機能の低下によって家事や身の回りの支度などの日常生活に支援を必要とする状態となっている要支援者層、さらに日常的な動作もままならず介護が必要な要介護者層があり、その下には医療にも大きく依存している重症な層がある。

　これら多様な人々すべてが、どこかしらに参加する場、参加できる仕掛けをつくるということが、地域包括ケアの重要な取り組みになるわけだが、これら各層は公的保険制度サービスを利用する上で区分は存在しても、実際には明確に区別できるわけではないことに留意すべきである。

　身体機能や認知機能の衰えは、特に初期段階は動的で可逆的な側面が強い。たとえ「要支援」と判断されても、運動などの身体活動を継続することでふたたび身体機能が回復して自立生活に戻れたという例も多い。

　軽度の要支援者が要介護状態になってしまう原因の多くは、体を動かす機

会が減ってしまうことで筋肉が衰えたり骨がもろくなったりして、体の機能が低下して動けなくなるという「廃用症候群」であることから、平成17年度の介護保険制度改正では地域支援事業として「介護予防事業」に力を入れるようになった。

　この介護予防も、地域高齢者が集まり相互作用や創発をもたらす一つのプラットフォームであり、その設計次第で成否が大きく分かれるものだと、筆者は各地の取り組みを見て痛感している。

　介護予防というプラットフォーム設計の好事例の一つに、高知市の「いきいき百歳体操」がある。住民主体の介護予防教室は、今では高知市はもとより全国各地に展開され、大きな成果が報告されている[2）12）13）15）]（コラム参照）。仕掛けたのは高知市保健所で、効果ある体操の開発と後方支援は保健所が担っているものの、体操の実施と運営はすべて、「サポーター」、「お世話役」と呼ばれる住民（高齢者自身）が行っている。「住民の自発性にゆだね、行政は最小限の関与で」運営が持続していくような「仕掛け・仕組み」を、知恵を絞って「ともに」つくり上げた。その結果、体操は、ご近所のお茶のみ会、敬老会、防災訓練などちょっとした集まる機会と組み合わされたりして、気軽に自由なスタイルで実施されている。

　この事例をプラットフォーム的な視点で分析すると、特に「役割の設計」と「参加の誘引（インセンティブ）の設計」が秀逸であったことが成功要因であったと見てとれる。お世話役の住民には会場選びや声がけの方法など、創意工夫と自主性がまかせられている。その一方で行政は、インストラクター養成やサポーター養成、体操用錘バンドの貸し出しなど、システム全体の構成要素のうち担うべきところはしっかり支援し、でも決して出しゃばらない。運営に参加する住民一人ひとりが「これは自分たちのもの」という意識を持てる役割設計が、行政と住民、参加者間の信頼を深めていった。つまり対等なパートナーとして役割分担して運営する方法自体が、「信頼形成のメカニズム」を内在していたのである。

　その結果として、お世話役を担っていた住民（高齢者）がついに体操普及のためのNPOまで立ち上げて、毎年、全国各地から数千人が集まるいきい

─ コラム 「いきいき百歳体操」─────────── Column ─

　高知市発祥で全国に広がりを見せている「いきいき百歳体操」は、手首や足首に各自の体力に合わせた重りバンドをつけて、負荷をかけながら、童謡のメロディに合わせてゆっくりと動かすというものである。会場に集まった参加者は、保健所の職員がつくったビデオを見ながら、「いち、に、さん、し」と声を出しながら約30分間の体操を行う。これに続けて「かみかみ百歳体操」という口腔機能向上の体操も行っている会場も多い。

　「いきいき百歳体操」を週1回以上実施している会場は、高知市内だけでも300カ所を越えており、高齢者の日常生活の一コマとして溶け込んでいる。事業開始から15年あまりが経過し、高知県内で800カ所、さらに北海道から九州まで県外の約30の市町村でも実施されるようになった。

　体操を開発し、普及のための仕掛けづくりの中心を担ってきたのは、高知市保健所長の堀川俊一氏である。ヘルスプロモーションの基本は「住民自身のやる気と力を引き出す」ことにあるとの考えから、住民自身がボランティアとして実施や運営に参画する仕組みを整えた。保健所の役割は、各会場へのビデオや重りバンドの貸し出し、初回4回の指導のみの支援にとどめ、余計な手出しはしない。

　「いきいき百歳体操」の実施に関連する主体と役割を以下に記す。

①サポーター

　サポーターは、保健所が実施する「サポーター養成講座」に参加、修了した住民ボランティアで、「いきいき百歳体操」各会場の体操指導、会場設営、参加者の誘い出しといったことを行う。サポーター養成講座は2時間×5日間のスケジュールで、年2回開催されている。これまでに約700名のサポーターが誕生し、各地で体操を支えている。

②お世話役

　お世話役は、保健所との窓口役などを行うボランティアで、民生委員が務めることも多い。民生委員にとっては、参加者の姿を確認することで、個別訪問を行わなくても高齢者の安否確認を行うことができるというメリットがある。また、お世話役だった人が養成講座を受講してサポーターを兼務する

場合もある。
③**インストラクター（行政認定の専門スタッフ）**
　新設会場が増えるに伴い、保健所職員に代わって体操指導を行うスタッフを養成しようと、2005年より、市職員ではない看護師や理学療法士らを対象にした「インストラクター養成講座」を開始。講座を修了し、インストラクターと認定された者は、保健所より有償で派遣され、新設会場における初回4回の技術指導を行う。
④**行政**
　統括する保健所は、全体の事業計画の策定と評価、普及促進活動、ボランティア育成、実施用ビデオや重りの貸し出し、新設会場については最初の4回の指導、そして各会場でのサポーターらの支援を行っている。各会場での運営がスムーズにいくように、各地域の地域高齢者支援センターやその出張所と連携を図って連絡調整を行っている。

　サポーターやお世話係などの住民自身がリーダーになって自主性を持って運営するメリットは大きい。例えば自分達の地域の事情をよく理解しているため、人が集まりやすい場所を選び、それぞれの場所にあった工夫がされることで、参加者が集まるようになる。町内の防災訓練などイベントと合わせて体操を実施することもある。参加者からは、「体操の後でお茶を飲みながらおしゃべりしたり、買い物に繰り出したりするのも楽しい」という声もあり、無理のない形で、体力、意欲、つながりが維持されていることが示されている。

き百歳体操全国大会を継続して開催するまでになった。「いきいき百歳体操」という人が集まる仕掛けがプラットフォームとしての機能を果たすことで、「参加者の内部変化」＝エンパワーメントをもたらしていると考えられる。
　現在、高齢者自らの手で発行するニューズレターは、全国1,500カ所にのぼる「いきいき体操」の会場等にも配付されており、高齢者を含む住民の健康意識の向上に一役買っている。こうしたメディアも媒介して、地域を越えてまた新しいコミュニケーションと交流が生まれている。
　平成25年に改訂された「健康日本21（第二次）」では、健康寿命の延伸、

すなわち要介護状態となる期間をできるだけ短くすることが最重要の目標となっている。高齢期になっても心身の機能をできるだけ低下させないようにすることが、国を挙げての大きな課題である。すでに前章までで論じてきたように、個々人のセルフケアは、地域包括ケアにおいても要である。多様な住民が楽しく参加し、やる気を継続できるような、そんな場づくりや仕組みづくりを各地で展開する際に、プラットフォームの視点から機能と要素（コンポーネント）を点検することが役に立つ。

2. 在宅医療連携拠点というプラットフォーム

　地域包括ケアの対象者で最もボリュームが大きいのは、健康な人を中心とする層であると述べたが、その一方で、政策的に重視されているのが、医療と介護の両方を必要とする重症層（図6-3の最下層）に対応する提供体制の整備である。いわゆる「団塊の世代」が後期高齢者となる2025年以降、亡くなる人が急激に増加する「多死社会化」が加速する。高齢になるほどかかる医療費は高額となり、年齢階級ごとの一人当たりの年間医療費の平均額は、90歳以上の高齢者一人につき年間平均100万円以上が支出されている。高齢者の医療を支える国民健康保険の保険者である市町村にとっては、看取りにかかる医療費が、財政負担として重くのしかかっている。

　こうした中、これまでは二つの異なる法制度のもとで別々に提供体制が整備されてきた医療と介護を整合性のある一体化したものとするために、2014年6月、「地域における医療及び介護の総合的な確保を推進するための関係法律の整備等に関する法律」（通称：医療介護一体化法）が成立し、公布された。

　この新法は、医療や介護に関連する法律を一括改正することで、地域ごとに効率的で効果的な提供体制を整備しやすくするというもので、都道府県に対しては、従来の保健医療計画や介護保険事業支援計画と一体的に整合性を持った「地域医療構想」を策定することを義務づけた。病床の数や機能の適正化と連携を進めるために、消費税増収分を活用した新基金を各都道府県に

設置することも法定化された。

　一方、各市町村は法改正によって「地域ケア会議」を設置しその活動を強化することで、地域包括ケアを支える医療・介護提供者の連携を実現していく立場になった。「医療介護総合確保推進法」は、「在宅医療・介護の連携推進」を恒久的制度として介護保険法に位置づけるとともに地域支援事業の包括的支援事業に組み込み、その推進を市町村の責務としたのである。市町村は在宅医療も含めた「地域包括ケア」体制構築に責任と権限を持つようになり、消費税増収分を活用する新たな基金は、こうした地域包括ケア構築に向けた事業投入されることとなった。

　このように、超高齢化が進行する我が国においては、高齢者の看取りに関する文脈で「地域包括ケア」が語られることも多い。特に在宅医療・介護の現場では、医療保険制度と介護保険制度の分断、異なる背景と専門性を持つ職種間の分断、市区町村と都道府県の分断、行政サービス間の分断など、あらゆる「分断」の問題が兼ねてから指摘されていた。これらの分断を生活者の視点でつなげていくためのキーワードとしても「地域包括ケア」が唱えられ、今後は市区町村が実施主体として、在宅医療も含めた体制づくりのリーダーシップをとっていくことが期待されている。

　国は上記の制度改正に先立って、多職種協働による在宅医療の支援体制を構築し、地域における包括的かつ継続的な在宅医療の提供を目指すことを目的に、平成23年度と24年度に「在宅医療連携拠点事業」を展開した。

　厚生労働省が示した在宅医療連携拠点が取り組むべき事業内容は、①多職種会議を通した地域課題の抽出、②在宅医療従事者の負担軽減、③多職種連携、④在宅医療に関する市民啓発、⑤人材育成等である[4)5)]。

　国によるモデル事業として、平成23年度は全国10カ所、平成24年度は全国105カ所で実施され、平成25年度以降は各自治体が採択と予算配分の権限を持って全国各地で在宅医療と介護をつなぐ拠点事業の設置が行われている。

　筆者は、「在宅医療連携拠点」もまた、顔の見える関係づくりを基盤にしながら、ヒト、モノ、コトがつながり、情報や知識を共有され、地域住民に

とって安心できる質の高い在宅医療という価値を生み出す「プラットフォーム」であると捉えている。実際に、この拠点事業を全国に先駆けて実施した地域においては、多職種の連携と協働による質の高いケアの実現、参加者の内部変化やエンパワーメントというプラスの変化が起きていることが報告されている。

　私たちが主催した健康情報プラットフォームラボとライフクラウド研究コンソーシアムの合同勉強会で報告いただいた柏市、幸手市、鶴岡市の3地域は特に、在宅医療連携拠点事業を足がかりに地域包括ケアのプラットフォームの構築と運営を先んじて行った優れた事例と言える。多職種連携のプラットフォームづくりから地域包括ケアが発展していくそのプロセスの中で、情報技術（IT）システムをコミュニケーションと情報共有の道具として必要な局面で使いこなしているのも、この3地域の特徴である。これら3地域では、どのようなプレーヤーが、どのようにして、連携のプラットフォームをつくっていったのか、以下に概要を紹介する。

3．モデルケース

（A）柏モデル——市・大学・UR・医師会による試行と検証

地域の特徴

　千葉県柏市の人口は約40万人、高齢化率約20％。首都圏の典型的なベッドタウンとして人口が急増した地域であり、今のところはまだ前期高齢者が多いが、今後は後期高齢者が急増することが予測されている。柏市内でとりわけ高齢化が進んでいるのがUR都市機構（以下UR）の団地である。

　そこで柏市では、オールドタウンであるUR豊四季台団地の再生テーマとして、「健康な高齢者のまちづくり」を推進してきた。1964年に開発された豊四季台団地は、高齢化率が40％。この団地を含む人口約3万人の日常生活圏をモデルに、東京大学と柏市とがリーダーシップをとって、柏プロジェクトは推進されてきた。

組織体制と役割

　東京大学の柏キャンパスが2000年に設置されて以来、柏市行政と東京大学とは連携関係を深めるようになり、高齢化に向けての課題解決型の研究を行うフィールドにもなっていた。UR豊四季台団地の建替えに先駆けて、2009年6月に、柏市、UR、東京大学高齢社会総合研究機構（IOG）の三者により、「豊四季台地域高齢社会総合研究会」が発足し、研究会や市民向けシンポジウムを重ねてきた。この連携基盤の上に、2011年度から2カ年にわたり、国の在宅医療連携拠点事業を受託し、在宅医療を含む在宅ケアが、柏プロジェクトとして強力に推進されることとなった。

　在宅医療連携拠点事業の申請にあたっては、東大IOGが柏市と地区医師会とに働きかけ、柏市が拠点申請者となって、医師会も全面協力することとなった。

　在宅医療の体制づくりについては医師会が中心となって議論を行い、例えば病院退院時に在宅医療を担う医師の間で「主治医・副主治医制」の医療チームを編成することや、退院患者の地域チームの調整の仕組みなどが大きく進むことになった。

　事業実施者である市は、事務局として多職種への呼びかけをはじめ、会議の運営等で中心的な役割を担った。

　大学は、研修プログラム開発やまちづくりのコンサルタント的業務に徹した。このように医師会やUR、民間企業も含めた各組織の役割分担と連携体制を構築していく鍵になったのは、市が最終的に実施主体となったこと、市と大学の間に人材交流も含めた強いパイプがあったこと、市と医師会の綿密な話し合い、市幹部の在宅医療への関心の高さだと推察される。

コミュニケーションの設計

　行政が事務局を努め、(1) 医療ワーキンググループ、(2) 連携ワーキンググループ、(3) 試行ワーキンググループ、(4) 10病院会議、(5) 顔の見える関係会議、という5つの会議を設置した。(1) は医師会が中心となって主治医・副主治医制等について議論するもの、(2) は医師会、歯科医師会、薬剤

師会、訪問看護、病院、地域包括支援センター等が構成し、他職種連携について議論するもの、(3) は具体的ケースに基づく様々な仕組みの試行と検証を担い、(4) は柏市内の病院による退院調整や在宅医療のバックアップ体制を議論、さらに (5) は、柏市の全在宅サービス関係者が一同に介して連携を強化するためにグループワーク等を行った。連携ルールをつくるといった目的や役割を明確化した各会議は、在宅医療に関連する地域内のプレーヤーが参加しやすく、議論しやすい場となっていった。

道具としてのIT

地域連携の仕組みとして、ITシステムの導入にも積極的だった。IOGは協賛企業が支援するコンソーシアム型の研究組織であり、在宅医療連携拠点事業の実施過程では、そのメンバー企業が開発した医療・介護連携用のパッケージ製品を試験的に利用しながら、情報共有のフォーマットの標準化に取り組んだ。インターネットを活用した掲示板機能を用いて、チームの主治医・副主治医、訪問看護師、ケアマネジャーの間で必要な患者情報を共有する仕組みも整えた。

これらITの活用と検証は、試行WGの場を活用した。当初は、病院から在宅移行の依頼があった患者について、医師会の理事がモデル事例を選定し、在宅チームを編成するコーディネート機能を担った。ITシステム利用の起点は、病院の在宅移行依頼時で、まず病院側が退院時共同指導の前に患者情報を入力する。在宅移行後は、各職種はタブレット端末を用いて、訪問時の記録を自施設に戻ってからケアレポートに書き込む。皮膚病変や文書を撮影した画像も共有している。医療依存度の高い、がん患者や在宅酸素療法の患者を中心に、ITシステムでの情報共有が進められた。

もたらされた変化

在宅医療においてITを用いて常に患者の病状確認が可能になったことで、副主治医がいつでも主治医の代わりを担うことができるようになったといった効果が認められた。また病院でも、医師や地域連携室職員が退院後の患者

の病状を確認することができるため、急変時の受け入れ体制の整備が進むことが期待できるとされた。

　筆者もメンバーであった平成24年度厚生労働科学特別研究班が柏を訪問調査をした際に、この地域のITシステムで最も多く利用されていたのは、多職種の情報が集まるケアレポート機能だった。特に、地域包括支援センターのケアマネジャー、訪問看護ステーションからの情報は、「思ったよりも重要だ」との声が医師からも聞かれた。ケアマネジャーと医師に直接の接点ができたことで、主治医への報告が頻繁に行われるようになり、医療と介護の連携が飛躍的に向上したとのことであった。訪問看護師と薬剤師の勉強会も開始されるようになるなど、参加者の中から自発的な変化が現れたという。

教訓

　IOGの総括によると、関係する職種の使命、権限、責任を理解し合いながら、最も合理的な手段について合意し、それぞれが役割分担していくことで、全体としてのサービスの質と効率性が保たれるが、これらのことは一朝一夕にはできず、多職種の会議の繰り返しの中で形づくられていったという。自分の役割を果たすと同時に、互酬関係を意識し、能動的な信頼関係を構築することが大切であるが、まずは運用実態としてサービスの質が高まると多職種が実感できることが重要だという。

(B) 幸手モデル――中小病院による地域資源の発掘と予防活動
地域の特徴

　東武日光線「杉戸高野台」駅から徒歩10分少々のところにある幸手団地（埼玉県幸手市）は、昭和40年代後半から50年代の高度成長期にできた大規模団地である。現在は総戸数約3,000戸の約1割が空き家になり、高齢化率30％を越え、急速に高齢化が進んでいる。団地内の小学校や中学校は廃校となり、移動手段のない高齢の住民は、団地の中だけで生活を完結している。団地内の中学校の跡地に2012年4月に173床の東埼玉総合病院が移転し、以来この地区の医療を支えている。埼玉県は人口当たり医師数が全国最低県

であるが、その中でもここ利根医療圏は特に医師数が少ない。東埼玉総合病院は、年間2,400件前後の救急車を受け入れながら、同時に在宅医療、予防医療にも力を入れている。

組織体制と役割

　幸手の在宅医療連携拠点「菜のはな」は、もともと東埼玉病院が地域で展開していた訪問看護事業や、よろず相談といった活動が礎にある。「菜のはな」を拠点に医師の中野智紀さんや地域連携看護師の丑久保広子さんらは、専門職でない一般住民や商店主など地域の多様な主体が参加できるような地域包括ケアを目指してきた。住民力を総合的に高めることが重要という考えのもと、在宅医療連携拠点事業を開始した初期の段階から、自治会、UR、団地内のコミュニティカフェなどとともに、対等な立場で活動に参加してきたことで、パートナーシップの輪が広がってきた。

　住民の健康相談や介護予防の場として、コミュニティカフェが活躍している。またパソコンができるシニアのNPOは、住民の健康管理電子手帳（PHR）の入力作業や開発に協力している。

　専門職の資源不足に対しては、資格がありながら育児等で仕事をやめていた栄養士らに声をかけ、再教育することで生活習慣病療養指導に活用するといった工夫で対応した。

　このように、地域に潜在するインフォーマルな互助や支援を提供している住民を探し、種々の支援と組織化を図ることで、地域コミュニティの再構築やまちづくりにつなげているのが幸手モデルの特徴と言える。

コミュニケーションの設計

　在宅医療連携拠点事業で始めた毎月の多職種勉強会で、活発な対話が繰り返されてきた。初年度の勉強会は、講演、グループワーク、事業所紹介の三部構成で、毎回、グループディスカッションで議題に上ったことを、地域共通の規範としてまとめた。2年目以降は、カフェ型ワークショップ「ケア・カンファさって」として定期開催を続けている。この特徴は、専門職だけ

でなく、民生委員や自治会員、さらにコミュニティデザイナーや、企業の人も参加していることで、2年間で計24回、一般住民を含む25職種、のべ1,000人以上が参加した。

一方、介護職と看護職のグループワークの議論からは、連携のための情報共有のツールがいくつも生まれている。その一例、書き込み式の「高齢者の健康と暮らしを支える医療介護連携アセスメントワークシート」は、ひとりの人の日常生活、症状悪化、入院、退院して在宅復帰、再入院といったサイクルの各段階で、それぞれどんなリスクがあり、防ぐために何をしたらいいのかを見通せるツールとなっている。

また、介護者が見守りの中で早く体調の変化に気づいて医療につなげるためには、医療者と介護者が、客観的な共通言語で現状認識を共有できる必要がある。そこで、発熱や血中酸素、体重減少の割合といった容態変化の「基準」を定め、医師に連絡を行う目安を具体化したものが、地域の多職種で共有されるようになった。

さらに退院時のカンファレンスでは、本人や家族、ケアマネジャー、在宅主治医、訪問看護師、ヘルパー、福祉用具の担当者ら関係者が集まり、「医療・介護の連携による見守りパス」を共有することにした。「見守りパス」に沿って、在宅でも介護者がバイタルサインの継続的な測定を含む記録を行い、関係者が共有することで、早期に体調変化に気づけることになった。

このほか「菜のはな」では、幸手市および杉戸町で活躍する住民のコミュニティデザイナーたちを「しあわせすぎステーション」として、緩やかな組織化を行っている。さらに彼らが直面した問題を、みなで共有するために「みんなのカンファ」と称した地域ケア会議を定期的に開催している。

道具としてのIT

対象者に合わせた無理のないメディア選択による情報共有が行われている。コミュニティデザイナーらとはFacebook等のソーシャルメディアでの情報発信や情報共有が行われている。一方で、在宅でケアに関わるすべての人が効果的に情報を共有するためには、ITに拘泥せず、紙、電話といった、介

護者が日常的に用いている媒体も含めて、情報共有の仕組みを構築する必要があるとの考えのもと、前述したような使いやすい紙ベースの各種ツールがまずはつくられ使われている。

中野さんは埼玉県の広域の医療連携ネットワーク構築などにも取り組んできた人物で、ITの長所・短所を知り尽くしている。通称「とねっと」と呼ばれる埼玉県利根医療圏の地域医療ネットワークは、中野さんが中心に立ち上げたEHRである。県下5つの医師会長、6市3町（現在は7市2町）の首長が名を連ねて、埼玉利根保険医療圏医療連携推進協議会を組織して、患者情報を共有するためのルールづくりを行った。8つの基幹病院など108の医療機関が加入して、医療連携の際に必要な情報を共有している。

この「とねっと」は医療者だけでなく住民も住民会員になることができる。住民会員になると、自身の検査データ等を含む一部の情報を共有できるなど、PHRとしての側面も持っている。住民会員は、発足1年で1万人を越え、その後も毎年増加している。

もたらされた変化

多職種勉強会でグループワークを重ねる中で、在宅スタッフは入院中の、病院スタッフは在宅生活中の高齢者像を共有できるようになり、これまでの「入院させたら終結」「退院させたら終結」といった意識が完全に払拭された。

多職種カンファレンスで開発された各種ツールは、短時間でポイントを把握したい医師と、その人の歩みや過程を説明したい介護職とのコミュニケーションを助けるツールとして機能し、医療者と介護者の視点や認識の違いを修正するだけでなく、本人や家族にもケアのポイントが見えてくるという点で役に立っているという。

特に医療者よりも高齢者と頻繁に接触するケアマネジャーや介護職種が、高齢者の生活のリスクを早期に発見し、早期に予防をしたり、適切なタイミングで適切な連携先につなげることができるようなった。

教訓

 中野氏によると、在宅医療の推進という目的を越えて、「高齢化社会を限りある資源の中で、いかにやりくりして切り抜けていくか」を見据え、予防も含めた地域の保健・医療・福祉の総合的な体制づくりに取り組んだことが良かったという。通常、特に医療者は医療サービスの利用者（患者）のみに目が向きがちであるが、一般の「住民」を意識し、住民との連携に注力した結果として、資源の乏しいと思われた地域でも人材が掘り起こされ、互いに育ち、パートナーとして協働が発展していくことが示された。

（C）鶴岡モデル——地区医師会が支える在宅医療のプラットフォーム

地域の特徴

 日本海に接する山形県鶴岡市は米どころとして知られている。2005年に旧鶴岡市と周辺5町村が合併したことで、東北地方でも屈指の広い面積を誇る自治体となった。この鶴岡市と隣接する三川町を合わせた南庄内地区の人口は約14万5,000人で、高齢化率は30％を超えている。

 人口当たり病床数も少なく広い範囲に高齢の患者が点在する鶴岡地区では、訪問診療や訪問看護といった在宅医療サービスが重要な役割を担ってきた。住民の健康管理や在宅医療サービスを担ってきた鶴岡地区医師会は、ITの活用も全国に先駆けて積極的に行ってきた。

 また鶴岡市には、慶應義塾大学、東北公益文化大学大学院、山形大学農学部があり、比較的、知的資源に恵まれた地域と言える。

組織体制と役割

 同地区は昔から市町と地区医師会が協力して地域保健を推進してきた経緯があり、2007～09年度は国の事業である「緩和ケア普及のための地域プロジェクト」、2010～11年度は「在宅医療連携拠点事業」を受託した。これらの事業を通して地域医療の中核を担う鶴岡市立荘内病院と鶴岡地区医師会が協力して医療連携が進むとともに、2010年には在宅医療連携拠点「ほたる」が地区医師会内に設置された。「ほたる」では、地域で在宅医療を推進

するにあたり解決すべき優先課題を挙げ、年間の「アクションプラン」に落とし込み、プランに沿った活動を実行して評価するという活動を続けている。数多くの多職種勉強会を開催し、医・歯・薬・看・介の連携が発展してきた経緯がある。

市内には、医療連携のITシステムを支えるベンダー「ストローハット」の支社があり、社長や社員が地域連携の会議の運営を積極的にサポートしてきたほか、地域の医療職や介護職のコワーキング・スペース（共同スペース）を2015年8月に開設している。さらに筆者ら慶應義塾大学も連携プロジェクトに関わるとともに、2007年11月より健康情報ステーション「からだ館」を市内図書館に開設し、市民向けの健康講座や勉強会などの場を数多くつくっている。

コミュニケーションの設計

医療職と介護職の連携については、「ほたる」がコミュニケーションのハブとなり、地域課題を解決するための場づくりやツール開発を行っている。一例として、ケアマネジャーが医師と話し合いやすくするためのツール「連携シート」の作成がある。この作成過程で、行政の地域包括支援センターの協力も得ながら、鶴岡地域の全医療機関の医師の、①相談に乗りやすい曜日や時刻、②サービス担当者会議の出席の是非、③会議に出席しやすい曜日や時間帯、④ケアマネジャーに提供してほしい書類など、10項目の情報を収載し、1冊の冊子にまとめた。冊子は、市内の居宅介護支援事業所や行政などに配布したほか、データはホームページにも掲載した。

このほかに、医療依存度の高い重症な患者を受け入れられる診療所マップの作成や、在宅の要介護者が期間限定で入所できる「ショートステイ」の空き状況の発信等も行っている。

また地域内では様々な組織や団体が、学習会や勉強会を開催しているが、「ほたる」は、それらの開催内容や開催日を集約し、メールやホームページ、FAX等で発信している。

在宅患者の口腔ケアの課題解決を進めるために、「ほたる」が歯科医師会

と調整して、医師の昼休みの時間帯に集中した議論を毎月継続したことで、歯科医の在宅ケアへの参加が改善されたこともある。同様に、薬剤師会や、保健所等の行政とも、それぞれ毎月定例ミーティングを開き、訪問薬剤指導や服薬管理の推進など具体的な課題の解決策を練っていった。

道具としてのIT

鶴岡地域は医療者のIT利用の先進地でもあり、2000年に患者情報を医療関係者間で共有するEHR「Net4U（ネットフォーユー）」を構築し、運用は既に15年を越えた。2012年5月にはシステムを刷新し、参加者の背景が分かるようなSNS的なプロフィール要素や、トップページのニュース機能などが追加され、多職種がお互いを理解し合いながらコミュニケーションしやすい仕組みが整った。この新Net4Uはストローハットが医療者の声を聞きながら開発した。

さらに、患者自身や家族などの介護者が記録できるPHR「Note 4 U（ノートフォーユー）」が2013年4月にリリースされた。これも医師会とストローハットで開発したもので、患者のPHRに医療者も書き込みを行えるという機能を持っている。患者や家族が利用しやすいよう、スマートフォンやタブレットにも対応している。

一方、「ほたる」では、ウェブの掲示板機能などを使って地域に情報を発信している。地域のあちこちにある情報を、鮮度の高いうちに集約してタイムリーに発信することは、「ほたる」の大切な役割で、情報の鮮度を担保する手段としてITを有効に活用しているという特徴がある。

もたらされた変化

在宅医療連携拠点「ほたる」が活動を開始してから、それまで以上に多職種が集まり顔を合わせて話し合う機会が増え、お互いの目標が共有できるようになったという。一例として、歯科医師との定期ミーティングの成果として、歯科医の在宅訪問診療チームが結成されたり、「ほたる」の中にも口腔トラブルの相談窓口をつくり歯科医にスムーズにつなげられるようになった。

Net4U のユーザーは、以前は開業医が中心ユーザーだったが、ケアマネジャー、訪問看護師、リハビリ職種、調剤薬局の薬剤師、在宅主治医、病院の医療職らが、日常的にケアに関する情報を共有するようになった。病院も入退院を繰り返す患者の情報を共有できるようになったことで、病院の専門医が退院後の患者の経過をたどれるようになり、継続的に専門的支援ができるようになった。新 Net4U の SNS 的な機能設計は、医師、看護師、薬剤師、ケアマネジャー等の、互いの人物理解を促進し、コミュニケーションの敷居を下げた。患者の経済的な悩みをケアマネジャーが把握しタイムリーに医師に伝えたことでコストがかかる医療を減らせたという事例もあった。

教訓

　顔の見える場と IT システムを組み入れた医療介護連携のプラットフォームが総体として有機的に機能することが重要である。Net4U 自体、プラットフォームとしての設計要素が良く考慮されており、多職種のコミュニケーションを誘発する機能を有する。すなわちリアルな対面でのコミュニケーションのパターンや信頼、役割といった様々な変数を総体として考慮した上で、Net4 U 上の相互作用が促進されるような設計がされているゆえに、日常的に使われ、結果としてケアの向上につながっていると考えられる。

4. 情報共有の道具としての IT システム

　前節に紹介したいずれの地域も、リアルな多職種連携、リアルなコミュニケーションを補完するための一つの道具として IT がうまく利用されていた。そもそも国の在宅医療連携拠点事業においては、現場の負担を軽減する仕組みの一つとして、異なる組織に所属する多職種が患者情報を共有するにあたって IT を活用することが推奨されていた[6]。しかし、多くの地域で、IT については何をどうしたらよいか分からないので手がつけられないといった声が聞かれていた。
　そのような中、筆者らは平成 24 年度に、国の助成を得て在宅医療連携

拠点事業を実施している主体を対象に、主に医療と介護の情報共有の課題、ITの活用状況などを調査する機会を得た[3]。以下に主な結果を紹介する。

調査は、全国の108施設を対象にしたウェブアンケート調査（回答施設は54）と、特に先導的にITを活用し効果を上げていた11箇所を訪問してのヒアリング調査を組み合わせて行われた。

調査時点で在宅医療連携拠点を運営していたのは、診療所が25％、医師会、病院がそれぞれ21.3％で、医療関連機関が全体の7割を占めていた。日常的に拠点業務に関わっている職種は、看護師・保健師が最も多かった。

(1) 何に困っているのか？

在宅医療・介護の連携で課題と感じていることについて、アンケートに回答した6割以上の施設が、「患者の病状や先行きの見通しに関する多職種間の情報共有の不足」、「医療や介護の担い手、連携先に関する情報の不足」、「ケアマネジャーの医療についての知識不足」、「医師とのコミュニケーションの取りにくさ」を挙げていた（図6-4）。

すでに医療・介護をまたぐ多職種でどんな情報を共有しているのか訊ねたところ、「医療職が把握している患者の健康状態」が最も高く（72％）、次いで、「服薬（薬剤名）」、「ADL（要介護度を含む）」、「家族のキーパーソン」（いずれも70％）であった（図6-5）。

一方、現在の共有の有無に関わらず、「共有が必要な情報」の必要度を5点満点で聞いたところは、「緊急連絡先」が最も高く（平均3.9点）、次いで

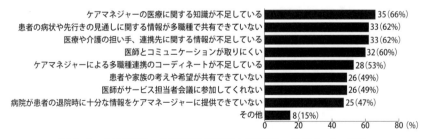

図6-4　在宅医療・介護連携で課題と感じていること（n=54）

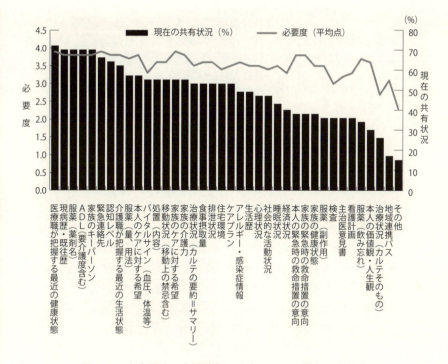

図6-5 在宅医療・介護連携で共有している情報と必要度

「家族のケアに対する希望」(平均3.86点)であった。それぞれの情報で高得点への回答数が最も多かったのは、「ADL(要介護度を含む)」で、50施設が「とても必要である」と回答した。最も必要度が低かったのは「治療状況(カルテそのもの)」(平均2.65点)であった(図6-5)。

なお調査に回答してくれた54施設のうち、「在宅医療・介護連携にPCやタブレット等のITシステムを用いている」と回答したのは26施設、「なし」と回答した施設は27施設であった。また「なし」と回答した施設の96％は、電話、FAXまたはメールを使って情報を共有していた。

(2) 情報システムに期待する機能は何か?

「地域の医療介護連携のためにITシステムは必要だと思うか?」という

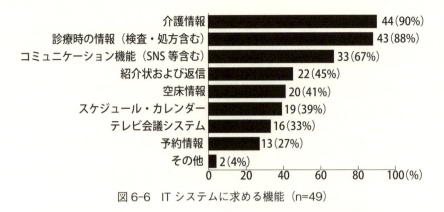

図 6-6　IT システムに求める機能（n=49）

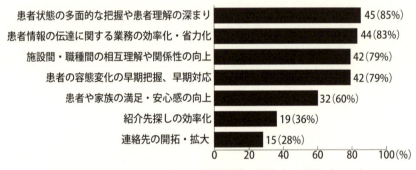

図 6-7　IT システムを用いた情報連携に期待する効果（n=53）

質問に対しては、1 施設を除く 49 施設が「非常にそう思う」または「そう思う」と回答した。ただし、このアンケートの回収率は約 50％にとどまり、実際は「そう思わない」施設が参加していない可能性もあるため、結果の解釈には注意が必要である。

　この 49 施設に対して、具体的にどのような機能を求めるかを訊ねたところ、検査や処方を含む診療情報の共有（88％）、要介護度や ADL 情報を含む介護情報の共有（90％）と、患者や利用者に関する情報を共有する機能が最も高く、次いで SNS を含むコミュニケーション機能（67％）、さらに 4 割程度が、紹介状機能、空床情報、スケジュール・カレンダー機能を求めていた（図 6-6）。

ITを用いて情報連携をすることの効果として何を期待しているのかを訊ねたところ、「患者状態の多面的な把握や患者理解の深まり」(85%) や、「患者情報の伝達に関する業務の効率化・省力化」(83%) といった項目の割合が高かった（図6-7）。

一方、すでに連携にITシステムを導入していた施設に対して、システムの主な機能を訊ねたところ、「診療情報の共有」(19施設、24%)、「介護情報の共有」(18施設、22%)、「コミュニケーションツールとしての機能」16施設 (20%) の順であった。

ITシステムのアクセス権を持つユーザーは、医療機関、訪問看護ステーション、介護サービス事業者のほか、地域包括支援センター、介護者（家族等）・本人という回答も含まれていた。

ITシステムのユーザー権限については、医師・看護師等の医療職が、介護士等の介護職に比べ、閲覧・入力ともに可能である施設の割合が高かった。ヘルパーは他の資格職と異なり、システムの閲覧・入力ともに不可にしているという回答が多かった。

医療・介護情報共有システムの利用場面としては、患者（利用者）宅を訪問した際 (18施設、46%)、患者の外来通院・利用者の通所の際 (13施設、33%) のほか、カンファレンスや月次報告等の定期報告時、入退院時、入院・入所中のいずれも20%以上であった。

医療・介護情報の入力や参照に現在用いている端末は、PCが20施設 (88%)、タブレットが16施設 (67%) であった。共有する情報の保管場所は、外部データセンターが13 (62%)、拠点内のサーバーが4 (19%) であり、参加施設に分散して保管している施設は2 (10%) であった。

(3) 情報システムの課題は何か

ITを用いた医療・介護連携システムを導入の課題として挙げられたのは、運用費用 (78%) や導入費用 (76%) など費用に関するものが最も多かった。このほか、個人情報保護への不安 (72%)、職種間の守秘義務や意識の違い (65%)、ユーザーのITリテラシー (63%)、そして、停電・災害など非常時

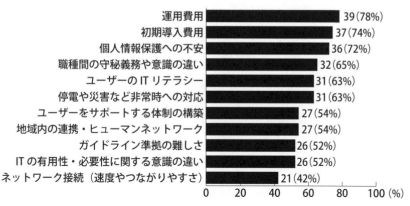

図6-8　ITシステム導入の課題（4段階で「4.大きな課題である」と回答した割合）

への対応（63%）が、大きな課題として認識されていた（図6-8）。

　IT未導入の回答者では、特に「ユーザーをサポートする体制の構築」、次いで「初期導入費用」が課題として認識されていた。一方、IT導入済みの施設では、「地域内の連携・ヒューマンネットワーク」が、未導入施設よりも課題として高く認識されていた。

　さらに、在宅医療・介護連携にITを活用して効果を上げていると判断された11地域に対するインタビュー調査においても、アンケートの内容を裏付けする具体的な発言が聞かれた。

　ITの利用を拡大・継続する上での課題として、①行政、医師会、介護事業所等の関与について課題、②顔の見える関係について、③運用費用の課題、④情報セキュリティの課題、⑤ITシステムやデバイスの機能に関する課題が挙げられた。主な発言を表6-1に示す。

　国が定める情報セキュリティガイドラインについては、医療情報に対する個人情報保護の必要性は認めつつも、生活情報の比率が増しかつ患者自身や家族も情報の発信源となる可能性が高い介護情報については、患者や家族による同意を前提とした上で、現行の情報セキュリティガイドラインが許容する幅の中での柔軟な運用を求める声が多かった。

　医療や介護に従事する者の負担軽減の仕組みとして期待されるITである

表6-1 ITシステムの導入・運用の課題

行政、医師会、介護事業所等の参加
・行政の縦割りが連携の阻害要因となっている。市の医療系の部署は積極的に医師会、看護協会、薬剤師会と連携しているが、同じ市役所でも介護の部署は消極的。予算と人員の面でも柔軟な動きがないので、市の複数部署が話し合い、予算を連携して使うなどしてほしい。 ・地域包括支援センターやケアマネジャーにITへの拒絶反応を起こされ不参加となっている。 ・チーム医療のリーダーである医師が情報を入力しなければ、誰も見ないし使わないので、ICTは医師主導で導入すべき。
顔の見える関係構築
・連携には、顔の見える関係がまずあるべきで、ITの利用はその後にくるもの。 ・各病院等から在宅受け入れ依頼が来ると、拠点管理者でもある看護師が、患者状態や担当ケアマネや介護事業所の力量を判断してつないでいる。この部分をIT化することは難しく、顔の見える連携が判断材料となる。 ・顔を知らない医師がITネットワークに新規参加すると気を遣う。まず担当者会議などで顔を合わせ、その人物を知ってからITでやりとりをする必要がある。
費用の捻出
・拠点事業の経費で、看護師資格を持つケアマネジャーと医療ソーシャルワーカーが専従で対応したが、もし当院の持ち出しであれば無理だった。拠点に対する恒常的な運用資金の支援を希望する。 ・現在、ITシステムは総務省や厚労省の交付金で整備しているが、縦割りかつ年度割りがあるため、利用しにくい。ITシステム整備には、複数年度の開発の積み重ねが必要。 ・現在の医師会員のIT利用料は、VPNルータ利用料の月額のみであり、5年ごとの更新費用捻出が課題。 ・すべての医師会員が使っているわけでないので、医師会の会費収入の中からITシステム導入の費用を捻出するのは難しい。しかし、導入初期から利用料を徴収すると、参加者が増えない。初めは医師会負担で参加費無料とし、利用者が増えて利便性が認知されてから少額を徴収するようにしていきたい。
情報セキュリティ
・介護側への普及を早期に広げたいが、厚生労働省のガイドラインを準拠する「セキュア（IPsec-IKE）」な環境は、費用が合わず拡大しにくい。 ・物理的なセキュリティより、「リテラシー」をチームスタッフで共有することの方がはるかに重要と感じる。パスワード変更頻度や情報漏洩防止の教育コンテンツなどのリテラシー強化策を模索している。
ICTシステム、通信環境、デバイス等
・持ち運び可能なタブレットPCを用いていても、患者宅でのタイムリーな入力はできないことが多い。結局、訪問看護ステーションに戻った後の入力の負担は大きい。 ・患者宅ではWiFiルータとタブレットPCでアクセスしているが、へき地では不通となる。通信環境の改善を望む。 ・現在のICTシステムでは閲覧等の権限が、All or Nothingであり、職種や診療科等での権限管理が必要。

が、この時点の調査では、導入と継続運営へのハードルがまだまだ高いことが浮き彫りになった。

特に、誰が運営するのか、誰が参加するのか、アクセス権をどう設定したらいいのか、どのような機能を持たせるべきか、運営費用はどう捻出するのか、といった、検討すべき要件が多く、最適解を模索している段階であった。総体としての地域のコミュニケーションパターンの中で、IT をどこでどう使うと効果的なのかを考えていかなければならないだろう。

5. プラットフォーム的な機能の考察

繰り返しになるが、「プラットフォーム」の設計は、関わる人や組織がそれぞれ果たしうる役割とコミュニケーションのパターンを見定めて、それをどうしたら最大限に機能させられるかという多元的な仕掛けの設計、それこそが本質だと考えている。

地域包括ケアの文脈においては、地域の歴史や文化といった社会的文脈も踏まえながら、達成したいことに合わせたプラットフォームを多層的につくり、それらが相互につながって、地域全体が活性化していくことが望ましい。

また、地域の情報共有手段として使えるところで IT システムをうまく活用することにより、重要な情報をタイムリーに共有したり、相互理解やつながりを強化することが可能になることも示唆された。本章で紹介した3地域とも、地域の課題や目標の共有、コミュニケーションの蓄積、信頼の醸成、課題解決に向けた役割分担、継続のインセンティブとしての参加者の内部変化といった一連の要素の中に、仕組みとして IT システムを上手に組み入れていた。

健康情報プラットフォームラボとライフクラウド研究コンソーシアムの合同研究会では、この3地域以外にも、創意工夫あるプラットフォーム構築事例を発表いただいている。

例えば、宮城県登米市では「全員参加型の地域医療（Open Medical Community）」をコンセプトに、在宅診療所が先導して地域にオープンカフ

ェが開設された。そこで健康や医療についての住民勉強会や在宅ケアの交流会等が開かれている一方、地域の市民病院をベースに医療者の勉強会も開催されるなど、地域にいくつかのプラットフォームを複層的につくりながら地域包括ケアに取り組んでいた。登米の事例でも、在宅医療の情報共有にはクラウド型電子カルテ等のITシステムを積極的に活用していた。患者もその家族も、医療職も介護職も、地域住民も誰もが参加できることを目指して、地元ラジオと連動する医療介護連携イベントや、医療者患者コミュニケーションアプリの開発など、ユニークな取組みを次々と展開しており、今後のさらなる発展が楽しみである。

　このように、ミクロな視点とマクロの視点を常に行き来しながら、使える道具や資源は活用し、部分最適、全体最適、個とコミュニティのエンパワーメントを実現するのが、「地域包括ケア」の目指すところであり、それを実践する上で「プラットフォーム」という考え方が有用だと考えている。

　本章で紹介した事例および全国調査から見えてきたプラットフォームのあり方、利用者の広がり、継続運用の実現方法について、第1章で提示した(1) コミュニケーションパターンの設計、(2) 役割の設計、(3) 参加者のインセンティブ、(4) 信頼形成のメカニズム、(5) 参加者の内部変化のマネジメント、という5つの設計要素[6]から整理する。

(1) コミュニケーションパターン

　それぞれの地域には様々な課題が存在し、どのような地域課題を解決するプロジェクトなのかによって参加すべき組織やプレーヤーも、コミュニケーションパターンも異なる。特に地域包括ケアの文脈では、「地域の課題をタイムリーに、多組織、多職種、多レベル（管理レベルや実務レベル等）で共有し、解決する枠組みを議論・設定できる機能」が、プラットフォームに求められる機能として最重要であると考える。

　柏、幸手、鶴岡のモデルは、目的志向のワーキンググループ等、地域内に複数の対話や議論の場が用意され、参加者が発言しやすいような工夫が随所にされていた。そのような場で、介護職と医療職が共有するワークシートの

ような具体的な仕組みがつくられるなど、参加者の議論が地域の課題解決につながっていくプロセスが見られた。こうしたワークシートや連携パスのようなツールもまたプラットフォームとして機能し、効率的で質の高いコミュニケーションをもたらし、その結果としてのケアの質の向上が実現される。

　職種間の連携においては、まずは互いのできることを知るというステップが重要であることが示された。本章で紹介したアンケート調査から、連携の課題として、医療者側は「ケアマネジャーのコーディネーション機能や医療ケアに関する知識の向上」を望む声が多かった一方、ケアマネジャー側からは「医師の中に在宅医療制度や介護保険についての理解が不足している者がいる」という指摘もあった。このように他の職種から期待される機能や役割と現実とのギャップを互いの職種が埋めていくために、勉強会やスキルアップの機会を数多くつくり、顔の見える関係、互いに意見を言い合える関係をつくることが重要である。また、特に忙しい専門職の参加を促進するためには、地域のカンファレンスや勉強会の日時を、例えば医師が集まりやすい曜日と時刻に固定するなど、参加の障壁や負担を下げる工夫が必要である。

　そうしたリアルな場とともに情報共有のツールとしてITシステムが日常的に稼働することで、病院の専門医が退院後の患者についても継続的に専門的支援ができるようになったり、ケアマネジャーと在宅医が患者の状況をタイムリーに共有することでケアの方法を改善できたという効果が見られていた。こうした道具の設計によるコミュニケーションパターンの変化も、トータルなプラットフォーム設計の醍醐味である。SNSのような仕組みを工夫して用いることで、相手や対象者の背景などコンテクストを共有しやすくなったり、相手の発言の意図などが理解しやすくなったりして、コミュニケーションの心理的障壁を下げるといった利点もある。

　しかし、ITを用いた患者情報の共有については、地域ごとにユーザー権限や参加権限、運用方法も異なり、まだ試行錯誤が続いている段階である。運営費用の問題も重くのしかかっている。これは、セキュリティ要件等も含め従来型の提供側視点での重厚なシステム構築から脱却しきれていないことも一要因としてある。

将来的には、序章や第3章で述べたようなライフクラウドの視点つまり利用者側の視点で、自らの情報を本人が活用しながら健康になっていくという情報プラットフォームの構築が待たれるところである。幸手や鶴岡などの先進地ではPHRの構築が試みられているが、住民自身による健康記録やライフログのような情報プラットフォームが、新たな相互作用や自発的な参加、さらには創発を生み出していくことが期待される。

　そのためには、患者や一般住民と医療者のコミュニケーションのギャップの改善などやるべきことは多い。第5章で紹介したような対象の関心やステージに合わせた情報提供モデルや、内発的動機を促すための理論なども合わせて、住民のヘルスコミュニケーションの場を効果的に設計することも、地域包括ケアにおいては重要な要素である。

(2) 役割の設計

　地域の組織間の役割の設計は、地域包括ケアシステムを構築する上で重要である。プラットフォームの視点で、誰がそれを構築するのか、誰が運営するのか、そこに誰が参加するのかを考える必要がある。

　多くの地域のヒアリングを通して、プラットフォームの構築と運営には、「実質的な主要組織およびステークホルダーが必ず入り、かつ多職種で構成される」ことが、その後の発展を考えると望ましいことが示された。このことは、本章で紹介したアンケートや訪問調査において、在宅医療連携拠点の運営主体を誰が担うかによって参加者の広がりや参加者のコミットメントの度合に差が見られたことからも裏づけられた。

　例えば「質の高い在宅療養生活を実現すること」が目的だとすれば、その仕組みづくりに関しては、医療機関はもとより介護や福祉を担う機関も含む必要があり、具体的には、地区医師会、病院、訪問看護ステーション、薬剤師会、居宅介護支援事業所、行政（自治体）の参加は必須であろう。

　一方、「高齢者の社会参加」といった広がりあるテーマの場合、自治会や町内会などの住民団体、地区担当保健師等の行政、介護予防事業者、大学、NPO等、地域のステークホルダーである主体間の結びつき、関係性を考慮

しながら、誰もが何かしらの役割を担えるような仕掛けにすることが望ましい。

　柏では、行政、医師会、大学、URが、それぞれの得意分野でリーダーシップを取れるかたちで組織間の役割設計がされていた。幸手においては、自治会、民生委員、UR、病院、さらにNPOやコミュニティデザイナーといった様々な住民組織にも役割がまかされ、それぞれが積極的に活動に参加していた。一方、鶴岡では、医師会、薬剤師会、歯科医師会、訪問看護ステーション等の専門職組織が、連携の基盤づくりにおいて中心的に役割を果たしてきてきたが、次のフェーズとして、住民活動やNPOも含めた多様な資源ともつながりながら、役割を見直したり組み変えていくことに取り組み始めている。

　また多様な主体をプレーヤーとして巻き込んでいく際には、市区町村という行政のコミットメントは重要である。介護保険法の定めにより各市町村は、地域住民の保健・福祉・医療の窓口となる地域包括ケアセンターを各生活圏に設置しているが、私たちの連携拠点の調査では「地域包括支援センターや行政の参加が課題である」という声が各地で聞かれた。つまり地域包括支援センターがその役割をまだ十分に果たしきれていないと感じている医療者等が少なからずいることが示されたわけである。地域内の在宅資源に関する情報共有が不足しているという指摘もあることから、地域包括ケアセンターが、地域の全体最適とコーディネートの視点で情報プラットフォームの構築と運営に取り組んでいくことも、今後は求められていくであろう。

(3) 参加者のインセンティブ

　コミュニケーションの場のつくり方や、役割のつくり方が、参加の誘因につながるということが、本章で紹介した事例から示された。

　同じ地域内でも、立場や職種等によって、優先すべき課題は異なる。優先順位や活動内容を決める上では、「地域の課題をグループワークなど多職種の意見をくみ上げる工夫をして抽出する」「発言しにくい者でも発言できるような仕掛けをつくる」ことが参加を誘引する上でも重要である。

柏や幸手の事例では、地域ケア会議に参加したいと自発的に人が集まってくるようになったという声があった。上手な誘い方や周知の仕方もさることながら、実際に参加してみて、「話ができてよかった」「相談がしやすくなった」「安心感が増した」「仲間ができた」といった様々な効果を実感できることが、参加を継続する誘因として大きい。

　インセンティブとは、必ずしも経済的なものだけに限らず、参加者が役割を果たす上での自信につながるといった「エンパワーメント」も鍵になると考える。このことは、医療者や介護者など提供者側だけでなく、一般住民を対象にした様々なプラットフォームでも当てはまる。本章で紹介した介護予防の成功事例「いきいき百歳体操」のように、参加者が「楽しい」と感じ、参加を継続することで健康や体力に自信を持ち自己効力感を感じることができることで、「お客様」から「お世話役」に変わっていったり、新しいチャレンジができるようになる。

　ITシステムの利用に関してもインセンティブが重要な鍵になる。連携のための情報システムは利用に関して制度上の強制力がないので、使ってもらうきっかけづくりから始める必要がある。ITシステムを導入した地域では、「タイムリーな情報共有ができるようになった」、「患者や利用者の状況を把握しやすくなった」、「安心感が増した」といった効果が実感されていた。こうした効果やメリットを見える化・可視化していくことも、参加者を拡大するために重要であろう。現状ではケア提供者の主観的な効果にとどまっているものが、実際にケアの質の向上や患者のQOLにもつながっていることを示すことができれば、やがては診療報酬や介護報酬の加算につながる可能性もある。ITシステムの活用には運用費用がかかるものの、現状では利用者から利用料の徴収はほとんどできないというジレンマがあり、持続可能な運用モデルをつくることは急務と考える。

(4) 信頼形成

　複数の人間が協働する上では信頼関係の形成が不可欠であるが、まず「顔の見える関係をつくる必要がある」という発言が、紹介した3地域のみなら

ず、アンケート調査でも共通していた。

地域ケアの連携で重要とされる「顔の見える関係」とは何かを検討するために医療福祉従事者への質問票およびインタビュー調査を行った森田等の報告[14]によれば、「顔の見える関係がある」とは、①名前と顔が分かる、②考え方や価値観・人となりが分かる、③信頼感をもって一緒に仕事ができる、という少なくとも3条件を備える幅広い概念であるという。顔の見える関係があることは、地域連携がうまくいっていることを構成する要素の一つであり、単に相手の名前と顔が分かることではなく、安心して連絡しやすくなる、役割を果たせるキーパーソンが分かる、相手に合わせて自分の対応を変える、同じことを繰り返したり信頼を得ることで効率が良くなる、責任をもった対応をすることを通じて、連携を円滑にする機能を意味しているのである。

本章で見てきた事例でもこのことは当てはまっている。そうした良好な関係を促進する要素は、地域の中で会話を交わす機会が多くあることであり、具体的には、勉強会でのグループワーク・日常的な会話・あるいは在宅患者を一緒に診ることなどを通じて、性格、長所と短所、仕事のやり方、理念、人となりが分かるようになることであることも示された。

つまり、地域包括ケアの中で、協働と連携を促進するためのプラットフォームを構築する際には、考え方や価値観、人となりが分かるような多職種小グループでの話し合う機会を継続的に地域の中に構築することが有用であり、そこから中長期的には信頼が形成されていくような仕組みを内在することの重要性が示唆された。

(5) 参加者の内部変化

筆者は、地域包括ケアのプラットフォームを検討する上で一番重要な要素が、この参加者の内部変化ではないかと考えている。優れたプラットフォームは、組織の構造や、アクター間の関係をプラスの方向に変える力を内在している。うまく設計することで、そこにアクターとして関わる者に、何かしらのポジティブな変化が起きうるはずで、そこを注意深く見守る必要がある。

ここでのキーワードはやはり「エンパワーメント」である。この語は文脈によって、社会で相対的に立場の弱かった者たちが「対等な力を獲得していく」といった意味もあれば、組織の中で「構成員が自己効力感を感じられるようになるプロセス」あるいは「個人が自分の役割に対して、自信とやる気、モチベーションを増大させること」といった意味でも使われている。WHOのヘルスプロモーションに関するオタワ憲章（1986）では、「人々、組織、コミュニティが自分たちの生活を統御・改善できるようになるプロセス」をエンパワーメントと定義している。「無関心」から「関心」へ、あるいは「支えられる側」から何かしら役割のある「アクター」に変わっていくという自発的な変化を、どうしたら誘発できるかを念頭に置くべきであろう。

すでに紹介した在宅医療連携拠点のいくつかの事例においては、介護者など支える側にも好ましい変化が現れていた。例えば、幸手地域では、在宅患者の容態のチェックシートを病院側スタッフと在宅介護職が一緒に話し合ってつくったことで、医療の専門知識のない在宅の介護ヘルパーも患者の容態の変化を把握し、医療者へ連絡することが可能になった。また、鶴岡ではNet4Uの活用で、在宅でのリハビリテーションを担う理学療法士が、これまで接点のなかった病院医師から情報を得たり相談したりする機会を得られたことで、知識の向上、安心感、仕事へのモチベーションの向上につながったという例があった。

このように情報プラットフォームを上手に構築することで、それまで会話を交わすことがあまりなかった職種間での密接なコミュニケーションとそれに伴うプロセスの変化を生じさせ、各専門職や市民も含めた地域のプレーヤーの役割や職務内容に実質的に変化が生じる可能性がある。このような参加者の内部に起こりうる変化に注目しながら、プラットフォーム構築に取り組むことが重要である。

6. 今後の展望

住まいを拠点にした地域包括ケアを推進する上で、地域に暮らす住民一人

一人のニーズに合わせて、既存の地域資源をうまくコーディネートするという機能とともに、新しい地域資源を開発し、つなげていくことも求められている。地域資源には、社会保険制度のもとで提供される医療・介護サービスといったフォーマルな資源だけでなく、コミュニティ内の助け合いのようなインフォーマルな資源も含まれる。現状では、医療と介護という制度的なサービス提供者間をつなげることに多くの地域が取り組んでいるが、これからは、むしろインフォーマルな資源をどれだけその地域に育てていけるかが問われており、そこにこそ創意工夫のプラットフォームが求められている。その際には、当然ながら、地域ケアに関わる多様な担い手や組織のみならず、「住民」が当事者となれるような仕掛けや普及啓発活動を進めることも重要である。

　ところで、よく聞かれる的外れな指摘として、先進地域では「立派なリーダー」が、その人個人の力でプラットフォームの構築や運営が行ってきたために、他の地域で同様の仕組みをつくろうとしてもうまくいかないというものがある。何もかも違って当たり前と考えたほうがいい。そもそも行政システムや一部のフォーマル資源のように全国共通と思われているものですら、担当者が変わると機能レベルが全く変わってしまうということは、多くの人が経験しているのではないだろうか。特にインフォーマル資源については、各地域の特徴は大きく異なる。あるものを発掘し、ないものの代替をどうつくるか、資源をどうつなぎ変えるか、それによって「参加者の内部変化」をどう起こすかといった視点が、地域包括ケアにおいては特に求められる。そのプロセス自体が重要であるし、また、そこに予期せぬ「創発」が起きることも、楽しくチャレンジのしがいがある部分である。

　地域包括ケアにおいては、全国で均一のプラットフォームを求めると、仕組みも組織体も形骸化する可能性が高い。最初に「構造（Structure）」を完璧に整えることを考えるよりは、目指す「アウトカム」を描き共有することから始め、走りながら、柔軟に、有機的に、という試行錯誤のプロセスの中で、構造が進化し続けるというのが、本来の趣旨に馴染むように感じている。

　一方、今後の在宅医療推進の方向性に目を向けると、地域の医療者、介護

者、市民の間の信頼感を醸成し、あわせて情報共有基盤の整備を進めることが不可欠であり、基礎自治体である市区町村が、その時々で推進役あるいは後方支援者として果たすべき役割は大きい。特に、地域住民に資する持続可能な情報プラットフォームの運営方法、費用面の負担方法などについては、市区町村およびその設置機関である地域包括ケアセンターが、地区医師会など主なステークホルダーと協力しながら、あるいはすでに当該地域で活動している組織等のバックアップをしながら、役割を果たすことが期待される。

　世界でも類を見ない勢いで超高齢社会に向かう我が国においては、地域全体でケアの質を上げていくことや、地域住民の健康寿命を延伸していくことが急務である。分野や領域を超えて、提供者も受益者も、垣根を越えて手を携えて協力しながら、自らの健康と well-being を実現していく、そのための創意工夫あるプラットフォームが各地に生まれることを期待している。

謝辞

　健康情報プラットフォームラボならびにライフクラウド研究コンソーシアムの合同研究会で講演いただいた東埼玉総合病院の中野智紀氏、（株）ストローハットの鈴木哲氏、保健医療システム工業会（JAHIS）の光城元博氏、東京大学高齢社会総合研究機構の井堀幹夫氏、同 山本拓真氏、やまと在宅診療所登米院長の田上佑輔氏、東京厚生年金病院内科兼地域連携・総合センターの溝尾朗氏の講演が、本章の執筆につながりました。深く御礼申し上げます。また厚生労働特別研究「在宅医療介護連携を進めるための情報共有と ICT 活用」調査研究班（研究代表者 武林亨氏）、慶應義塾大学の地域包括ケア研究会（会長 田中滋氏）ならびに、調査の実施にご協力をいただきました在宅介護医療連携の拠点施設の皆さまに深謝いたします。

参考文献

1) 秋山美紀「医療・介護の連携と情報共有システム——プラットフォームの視点からの考察」『慶應義塾経営論集』第 31 巻第 1 号、2014 年 3 月、pp. 229-246.

2) 秋山美紀『コミュニティヘルスのある社会へ──「つながり」が生み出す「いのち」の輪』岩波書店、2013年。
3) 厚生労働科学特別研究班（研究代表者　武林亨）「平成24年度厚生労働科学特別研究事業『在宅医療介護連携を進めるための情報共有とICT活用』平成24年度総括・分担研究報告書」、2013年3月。
4) 厚生労働省医政局指導課在宅医療推進室「在宅医療・介護あんしん2012」（http://www.mhlw.go.jp/seisakunitsuite/bunya/kenkou_iryou/iryou/zaitaku/dl/anshin2012.pdf　閲覧日：2016年3月1日）
5) 厚生労働省「在宅医療連携拠点事業（平成24年度）」（http://www.mhlw.go.jp/seisakunitsuite/bunya/kenkou_iryou/iryou/zaitaku/dl/h24_0711_01-04.pdf　閲覧日：2016年3月1日）
6) 國領二郎＋プラットフォームデザインラボ（編著）『創発経営のプラットフォーム』日本経済新聞社、2011年。
7) 地域包括ケア研究会「平成24年度　老人保健事業推進費等補助金　老人保健健康推進等事業『地域包括ケアシステムの構築における今後の検討のための論点』」三菱UFJリサーチ＆コンサルティング、2013年3月。
8) 地域包括ケア研究会「平成27年度　老人保健事業推進費等補助金　老人保健健康推進等事業　地域包括ケアシステム構築に向けた制度及びサービスのあり方に関する研究事業報告書『地域包括ケアシステムと地域マネジメント』」三菱UFJリサーチ＆コンサルティング、2016年3月。
9) 筒井孝子『地域包括ケアシステム構築のためのマネジメント戦略──integrated careの理論とその応用』中央法規出版、2014年。
10) 東京大学高齢社会総合研究機構　平成25年度厚生労働省　老人保健健康推進事業「在宅医療と介護の連携のための情報システムの共通基盤のあり方に関する調査研究報告書」、2014年3月。
11) 東京大学高齢社会総合研究機構（編）『地域包括ケアのすすめ──在宅医療推進のための多職種連携の試み』東京大学出版会、2014年。
12) 堀川俊一「高知市における介護予防の取り組み」日本ヘルスサポート学会第5回研究会、2009年。
13) 松田晋哉「地域で展開する介護予防──活動の継続とその動機付け」『総合ケア2005』第15巻4号、pp. 12-17.
14) 森田達也、野末よし子、井村千鶴「地域緩和ケアにおける『顔の見える関係』とは何か？」『日本緩和医療学会誌 Palliative Care Research』第7巻1号、2012年、pp. 323-333.
15) 吉永智子「地域で展開する介護予防──市内全域に拡大してきた『いきいき百歳体操』」『総合ケア2005』第15巻第4号、pp. 18-23.

第7章
医療・健康分野における
パーソナルデータの利活用促進
のための新たな法的枠組み

新保史生

❖本章の概要❖

　2003年に制定された個人情報保護法が2005年の施行から10年を経て改正され、2015年9月9日に改正個人情報保護法が公布された。医療・健康分野における情報は、個人の身体や健康状態と密接に関わる情報であるため、情報の性質が非常に機微性が高いという特徴がある。そのため、個人のプライバシーへの影響などの懸念事項が多く「利活用」に躊躇する傾向がある。改正法では、取得が制限される要配慮個人情報に「病歴」が明記され、本人同意に基づいて取得することが義務づけられた。一方、新たに「匿名加工情報」の取扱手続が定められ、医療費の適正化を推進したり個人の健康増進に資するサービスの提供に活用するなど、情報の利活用の在り方について新たに検討を進めることが求められる。

　本章では、改正された個人情報保護法の概要を解説するとともに、医療・健康分野における情報の利活用を推進するために必要な制度的枠組みを明らかにする。

1. 法改正の概要

(1) 個人情報保護法の改正

「個人情報の保護に関する法律及び行政手続における特定の個人を識別するための番号の利用等に関する法律の一部を改正する法律(平成27年法律第65号)」は、2015年9月3日に成立し同年9月9日に公布された。公布から2年以内の2017年に施行される。

「個人情報保護法(個人情報の保護に関する法律)」が「番号利用法(通称:マイナンバー法)(行政手続における特定の個人を識別するための番号の利用等に関する法律)」とともに改正が行われることになった理由は、マイナンバー制度の監督機関として2014年1月1日に設置された「特定個人情報保護委員会」を、個人情報の取り扱い全般にわたる監督機関として、新たに「個人情報保護委員会」の運用を2016年1月1日から開始するためである。

(2) 行政機関等個人情報保護法の改正

行政機関、独立行政法人等については、「行政機関等の保有する個人情報の適正かつ効果的な活用による新たな産業の創出並びに活力ある経済社会及び豊かな国民生活の実現に資するための関係法律の整備に関する法律(平成28年法律第51号)」が2016年5月20日に成立し、5月27日に公布されている。施行は公布後1年6カ月以内となっており、改正個人情報保護法の施行と同時に施行される予定となっている。

行政機関等個人情報保護法の改正においては、改正個人情報保護法における定義の明確化のための定義規定の改正内容との平仄を合わせるための改正がなされるとともに、新たに、「行政機関非識別加工情報」の取扱いに係る手続きを定めている。民間事業者の提案を受けて、行政機関等において適切に審査し、提案者との間で利用契約を締結し、非識別加工情報(匿名加工情報)を作成・提供するための手続である。個人の権利利益を侵害することにならないよう、民間事業者と行政機関等の双方に必要な規律を課すため、匿

名加工情報・非識別加工情報の取扱いについてのみ、官民を通じて個人情報保護委員会が一元的に所管することとなる。

2. 個人情報保護法の改正理由

(1) 改正のポイント

　個人情報保護法を改正することになった理由は、個人情報の保護を図りつつ、近年の飛躍的な情報通信技術の進展に対応したパーソナルデータの適正かつ効果的な活用を積極的に推進することにより、活力ある経済社会及び豊かな国民生活の実現に資するために、個人情報の適正な取扱いと保護に必要な手続に関し必要な法改正を行うことが目的である[1]。

　法改正においては、個人情報の範囲を明確にするとともに、個人情報を加工することにより安全な形で利活用できるようにする匿名加工情報の取り扱いについての規律を定め、これら個人情報等の取り扱いに関し監督を行う個人情報保護委員会を設置するなど、個人情報の適正な取扱いと保護に係る制度について所要の改正が行われた。

　改正個人情報保護法のポイント[2]は、①個人情報の定義の明確化、②適切な規律の下で個人情報等の有用性を確保するための規定の整備、③個人情報の保護を強化するための規定の整備、④個人情報保護委員会の新設及びその権限に関する規定の整備、⑤個人情報の取扱いのグローバル化に対応するための規定の整備である。

(2) 医療分野におけるパーソナルデータの取扱いに関する検討

　医療分野におけるパーソナルデータの取扱いをめぐる問題は、個人情報保護制度の見直しに向けた検討を行うために、高度情報通信ネットワーク社会推進戦略本部（IT総合戦略本部）に設置された「パーソナルデータに関する検討会[3]」（以下「検討会」という）において議題の一つとして検討がなされた。

　検討会においては、「医療分野の個人情報については、非常に秘匿性の高い情報を含み、保護の必要性が高い一方で、医療サービスの質の向上と効

率化や医学研究の発展等のために、一層の利活用の推進が期待される情報」と位置付けている。その上で、「病歴や服薬歴等の中には、本人にとって非常に秘匿性の高い情報が含まれ、それらが公になることによって、個人の社会生活に大きな影響を与える可能性が高い場合が想定される」こと、また、「同種の個人情報であっても、本人のおかれている社会的環境等や、さらには主観によって、それらの秘匿性の高さや公になった場合の被害の程度も大きく異なる場合がある」こと、他方、「例えば救急医療の場においては、初見の患者について、なるべく多くの情報を収集し、適切な治療法を選択することが、当該本人の生命の確保にとって非常に有益な場合がある」ことが示された。

さらに、「日常的な診療においても、当該患者の過去の治療歴や状態等を参酌して診療を行っていくことが、本人にとってより安全・安心な医療を享受することにつながる場合がある」こと、「より革新的な医薬品や治療法が確立され、我が国の医療が向上していくためには、医学研究の発展が必要不可欠であり、これには患者等の個人から提供されたデータを適切に活用していくことが重要である。また、少子高齢化の中で、個人の健康の維持増進や効率的な医療の提供が重要な課題であり、これらに対応するため、個人から提供されたデータの利活用に 期待が高まっている」とされた。

医療分野における個人情報保護の重要性と利活用への期待については、具体的に利活用が可能な場面について検討がなされた。しかし、医療分野における個人情報の取扱いにあたっては、その取扱いに関係する者が多いという特徴がある。とりわけ、民間の医療機関だけなく、国立・公立の医療機関も含めた検討が必要であるため、民間部門を対象にした個人情報保護法が適用されない分野における検討も必要である。

例えば、一般的な商取引においては、消費者が接するのは商取引や決済に関係する事業者となり、基本的に情報の流れはそれらの事業者との間における直接的な取扱いが中心となる。一方、医療分野においては、本人のみならず家族など第三者が本人の情報の取扱いに関わることがあるだけでなく、医療保険の支払いやその他の公的手続のための提供、研究目的での利用、地域

連携における活用など、多方面による利用や提供が行われている現状がある。そのため、取扱いの対象となるパーソナルデータが「第三者に提供」される場面ではインフォームドコンセントに基づく取扱いを原則としつつも、本人に告知することができない情報の取扱いなど、本人の同意を得ることができない場合がある。そのため、個人情報保護法が定める本人同意の適用除外（生命・身体・財産保護などの目的）に該当する場合や、研究目的での利用など、本人同意を得ずに個人データを提供することができる手続が定められており、提供に際して個別に同意を得ることが必要ない場合もある。

3. 改正個人情報保護法の内容

(1) 新たな定義規定

今回の法改正により個人情報の範囲に変更はないものの、定義の明確化のために新たな定義が追加されている。追加された定義は、「個人識別符号」、「要配慮個人情報」、「匿名加工情報」（匿名加工情報取扱事業者、匿名加工情報データベース）である。

(2) 個人識別符号

「個人情報」とは、生存する個人に関する情報であって、次のいずれかに該当するものと定義されている。①当該情報に含まれる氏名、生年月日その他の記述等により特定の個人を識別することができるもの（他の情報と容易に照合することができ、それにより特定の個人を識別することができることとなるものを含む。）、②個人識別符号が含まれるもの。

今回の改正で定義規定に新たに追加された「個人識別符号」とは、(1) 特定の個人の身体の一部の特徴を電子計算機の用に供するために変換した符号であって、当該特定の個人を識別することができるもの、(2) 個人に提供される役務の利用若しくは個人に販売される商品の購入に関し割り当てられ、又は個人に発行されるカードその他の書類に記載され、若しくは電磁的方式により記録された符号であって、その利用者若しくは購入者又は発行を受け

る者ごとに異なるものとなるように割り当てられ、又は記載され、若しくは記録されることにより、特定の利用者若しくは購入者又は発行を受ける者を識別することができる文字、番号、記号その他の符号のうち、政令で定めるものとなっている。

　(1) は、DNA の塩基配列やバイオメトリクス（生体情報の特徴量を抽出した情報）。(2) は、旅券番号、基礎年金番号、運転免許証番号、住民票コード及び個人番号、国民健康保険、後期高齢者医療制度及び介護保険の被保険者の番号等である。

(3) 医療分野における個人情報

　医療分野における個人情報は、本人に関する機微性が高い情報が日常的に取得されているため、どのような情報（記録）が個人情報に該当するのか、「医療・介護関係事業者における個人情報の適切な取扱いのためのガイドライン（平成16年12月24日通知、平成18年4月21日改正、平成22年9月17日改正）」では、医療機関及び介護関係事業者における個人情報として、以下の情報を例示している（表7-1）。また、個人情報の取扱いにあたって留意すべき事項について具体的なガイドラインを定めている。

　これらにおいて例示されている個人情報についても、例えば、「診療録」と「診療記録」は、個人情報の取扱いの観点からは両者を分けて考える必要がある。

　「診療録」は、医師が患者を診療した経過を記録したものであり、「カルテ」と称される。診療終了後5年の保存が法的に義務づけられており、医師

表7-1　医療機関等における個人情報の例

○医療機関等における個人情報の例
　診療録、処方せん、手術記録、助産録、看護記録、検査所見記録、エックス線写真、紹介状、退院した患者に係る入院期間中の診療経過の要約、調剤録 等

○介護関係事業者における個人情報の例
　ケアプラン、介護サービス提供にかかる計画、提供したサービス内容等の記録、事故の状況等の記録 等

法施行規則第23条及び歯科医師施行規則第22条により「診療を受けた者の住所、氏名、性別及び年齢、病名及び主要症状、治療方法（処方及び処置）、診療の年月日」を記載しなければならない。

一方、「診療記録／看護記録」は、診療の過程で知りえた患者に関わる情報及び作成された記録から診療録を除いた部分のことで、検査結果、手術所見、レントゲン写真、看護記録等を指す。

なお、診療録には、患者について客観的な検査をしたデータもあれば、それに対して医師が行った判断や評価も書かれている。これら全体が患者個人に関する情報に当たるものであるが、あわせて、当該診療録を作成した医師の側からみると、自分が行った判断や評価を書いているものであるので、医師個人に関する情報とも言える。従って、診療録等に記載されている情報の中には、患者と医師等双方の個人情報という二面性を持っている部分もあることに留意が必要である。診療の過程で知りえた患者に関わる情報及び作成された記録から上記の診療録を除いた記録であって、検査結果、手術所見、レントゲン写真、看護記録等の診療記録又は診療諸記録も同様である。

一方、死者に関する情報が、同時に、遺族等の生存する個人に関する情報でもある場合には、当該生存する個人に関する情報となる。

(4) 要配慮個人情報の取得制限

「要配慮個人情報」とは、本人の人種、信条、社会的身分、病歴、犯罪の経歴、犯罪により害を被った事実その他本人に対する不当な差別、偏見その他の不利益が生じないようにその取扱いに特に配慮を要するものとして政令で定める記述等（身体障害、知的障害、精神障害や健康診断等の情報）が含まれる個人情報をいう。

地方自治体の個人情報保護条例では、従来から機微情報の収集制限が定められてきた。例えば、「東京都個人情報の保護に関する条例」（平成2年12月21日条例第113号）第4条2項は、「思想、信教及び信条に関する個人情報並びに社会的差別の原因となる個人情報については、収集してはならない。」と定めている。なお、個人情報保護条例が適用される公立病院は、法改正後

も「個人情報保護法」の義務規定は適用されない。

(5) その他の定義

その他、改正個人情報保護法で変更された定義は、以下の通りである。

「個人情報データベース等」の定義から利用方法からみて個人の権利利益を害するおそれが少ないものとして政令で定めるものが除かれる。

「個人情報取扱事業者」の定義からその取り扱う個人情報の量及び利用方法からみて個人の権利利益を害するおそれが少ないものとして政令で定める者を除く旨の規定が削られるため、特定の個人の数が5,000件を超える事業者であるか否かに関係なく、個人情報取扱事業者の義務を負うこととなる。

「匿名加工情報」とは、特定の個人を識別することができないように個人情報を加工して得られる個人に関する情報であって、当該個人情報を復元することができないようにしたものをいう。

「匿名加工情報取扱事業者」とは、特定の匿名加工情報を電子計算機を用いて検索することができるように体系的に構成したもの等を事業の用に供している者をいう。

(6) 個人情報取扱事業者の義務

個人情報取扱事業者の義務については、①利用目的の特定、②適正な取得、③データ内容の正確性の確保等、④第三者提供の制限、⑤外国にある第三者への提供の制限、⑥第三者提供に係る記録の作成等、⑦第三者提供を受ける際の確認等、⑧開示等について改正がなされている。

①利用目的の特定については、利用目的を変更する場合には、変更前の利用目的と関連性を有すると合理的に認められる範囲を超えて行ってはならないものと規定が改められた。一見するとどの部分が改正されたのか分かりづらい点であるが、「相当の」という文言が削除されている。

②適正な取得については、一定の場合を除き、あらかじめ本人の同意を得ないで、要配慮個人情報を取得することが禁止される。

③データ内容の正確性の確保等については、個人データを利用する必要が

なくなったときは、当該個人データを遅滞なく消去するよう努力義務が定められた。

④第三者提供の制限については、オプトアウト規定の見直しがなされている。一定の場合にあらかじめ本人の同意を得ないで当該本人が識別される個人データを第三者に提供することができる旨のオプトアウトに関する手続において、当該規律の対象となる個人データから要配慮個人情報が除かれている。オプトアウトにより本人の同意を得ずに個人データを提供するためには、一定の事項を個人情報保護委員会規則で定めるところにより、あらかじめ、本人に通知し、又は本人が容易に知り得る状態に置くとともに、個人情報保護委員会に届け出なければならない手続が新たに定められた。個人情報保護委員会は、オプトアウトに係る事項の届出があったときは、委員会規則で定めるところにより、当該届出に係る事項を公表しなければならない。

⑤外国にある第三者への提供の制限については、外国にある第三者に個人データを提供する場合には、一定の場合を除き、あらかじめ外国にある第三者への提供を認める旨の本人の同意を得なければならない。この場合、第三者提供の適用除外となる共同利用や委託先への提供であっても、外国の第三者への提供にあたっては本人同意原則の対象からは除外されていない。

⑥第三者提供に係る記録の作成等については、個人データを第三者に提供したときは、個人情報保護委員会規則で定めるところにより、当該個人データを提供した年月日、当該第三者の氏名等の記録を作成し、一定の期間保存しなければならない。

⑦第三者提供を受ける際の確認等については、第三者から個人データの提供を受けるに際しては、個人情報保護委員会規則で定めるところにより、当該第三者による当該個人データの取得の経緯等を確認するとともに、当該個人データの提供を受けた年月日等の記録を作成し、一定の期間保存しなければならない。

⑧開示等については、本人が個人情報取扱事業者に対し、当該本人が識別される保有個人データの開示を請求することができるものとするとともに、一定の場合において、当該保有個人データの内容の訂正、追加若しくは削除、

利用の停止若しくは消去又は第三者への提供の停止を請求することができることとなった。開示等の手続きは、あくまで本人からの「求め」ができる規定となっていたため、裁判においても具体的請求権を行使する際の根拠規定としては否定的な判断が示されてきたため、今回の法改正により「請求権」としての位置づけを明確にしたものである。なお、本人が当該請求に係る訴えを提起しようとするときは、一定の場合を除き、その訴えの被告となるべき者に対し、あらかじめ、当該請求を行い、かつ、その到達した日から二週間を経過した後でなければ、その訴えを提起することができない。

(7) 民間団体による個人情報の保護の推進

民間団体による個人情報の保護の取り組みについては、認定個人情報保護団体の認定及び監督を行う主体が、主務大臣から個人情報保護委員会に改められている。それに伴い、認定個人情報保護団体による個人情報保護指針を個人情報保護委員会に届け出る義務が新たに定められている。

個人情報保護指針について、(1) 認定個人情報保護団体は、対象事業者の個人情報等の適正な取扱いの確保のために、消費者の意見を代表する者その他の関係者の意見を聴いて、この法律の規定の趣旨に沿った指針（個人情報保護指針）を作成するよう努めなければならない。(2) 認定個人情報保護団体は、(1) により個人情報保護指針を作成したときは、個人情報保護委員会規則で定めるところにより、遅滞なく、当該個人情報保護指針を個人情報保護委員会に届け出なければならない。(3) 個人情報保護委員会は、認定個人情報保護団体による個人情報保護指針の届出があったときは、個人情報保護委員会規則で定めるところにより、当該個人情報保護指針を公表しなければならない。

(8) 個人情報保護委員会

改正個人情報保護法の最も重要な点は、個人情報取扱事業者の監督を行う主体が、主務大臣制から個人情報保護委員会に法の執行体制が改められたことである。これにより、委員会は、個人情報取扱事業者及び匿名加工情報取

扱事業者の監督を行うことになる。

監督権限については、①報告及び立入検査、②指導及び助言、③権限の委任が定められている。

①報告及び立入検査として、個人情報保護委員会は、一定の場合において、個人情報取扱事業者又は匿名加工情報取扱事業者（以下「個人情報取扱事業者等」という）に対し、個人情報又は匿名加工情報の取扱いに関し、必要な報告若しくは資料の提出を求め、又はその職員に、当該個人情報取扱事業者等の事務所その他必要な場所に立ち入らせ、検査させる等することができる。

②指導及び助言として、個人情報保護委員会は、一定の場合において、個人情報取扱事業者等に対し、個人情報等の取扱いに関し必要な指導及び助言をすることができる。

③権限の委任については、個人情報保護委員会は、緊急かつ重点的に個人情報等の適正な取扱いの確保を図る必要があることその他の政令で定める事情があるため、必要があると認めるときは、政令で定めるところにより、①報告及び立入検査による権限を事業所管大臣に委任することができる。

なお、事業所管大臣は、個人情報取扱事業者等による個人情報等の適正な取扱いを確保するために必要があると認めるときは、個人情報保護委員会に対し、この法律の規定に従い適当な措置をとるべきことを求めることができる。

(9) グローバル化への対応

個人情報の取扱いは、ネットワークにおいて大量の情報の取得及び利用が日常的に行われるようになるにつれ、国境を越えてデータが日々流通している。個人情報の適正な取扱いと保護のためには公平かつ公正な法執行環境を確保し、事業者及び消費者双方にとって安全で安心な個人情報の取扱環境が保たれることが、ネットワーク及び情報化社会の発展のために急務の課題となっている。

当該目的を達成するため、国内における統一的かつ実効性ある法執行及び国際基準に対応した執行体制及び越境執行協力が必要であり、そのために必要な個人情報・プライバシー保護法制の構築と執行体制の整備が求められて

きた。

　改正法においては、①適用範囲及び②外国執行当局への情報提供、並びに前述の外国の第三者への提供に係る手続が整備された。

　①適用範囲については、国内にある者に対する物品又は役務の提供に関連してその者を本人とする個人情報を取得した個人情報取扱事業者が、外国において当該個人情報又は当該個人情報を用いて作成した匿名加工情報を取り扱う場合についても適用される。

　②外国執行当局への情報提供については、個人情報保護委員会が、この法律に相当する外国の法令を執行する外国の当局に対し、その職務の遂行に資すると認める情報の提供を行うことができることとなった。

(10) 罰則

　不正な利益を図る目的での個人情報データベース等提供罪が新たに創設された。個人情報の漏洩については、「パーソナルデータの利活用に関する制度改正大綱」においては、名簿屋規制として継続的検討課題となっていた。しかし、大手教育事業者からの大量の個人データ漏洩事件の発生により具体的な対応が求められた。これにより、いわゆる名簿事業者を規制するための個人情報保護法の規定の整備と、漏洩したデータを取得しダイレクトメールの発送等に利用している事業者に対する対応として不正競争防止法改正がなされた。

　改正個人情報保護法では、個人情報取扱事業者（その者が法人である場合にあっては、その役員、代表者又は管理人）若しくは従業者又はこれらであった者が、その業務に関して取り扱った個人情報データベース等を自己若しくは第三者の不正な利益を図る目的で提供し、又は盗用したときは、1年以下の懲役又は50万円以下の罰金に処するものとされた。

4. 医療分野における匿名加工情報の取扱い

(1) 医療情報と個人識別性

　個人情報保護法が定める「個人情報」は、氏名などその情報から特定の個

人を識別できる情報にとどまらず、他の情報と容易に照合することができ、それにより特定の個人を識別することができるものも含めて個人情報と定義している。しかし、いわゆるビッグデータの分析により、取得等の際に特定の個人が識別されなかった情報でも、他の個人に関する情報との組み合わせや連結などによって特定の個人を識別することが可能な場合がある。これらの情報は「個人に関する情報」ではあっても、個人情報保護法の定義に基づく「個人情報」に該当しないこともある。

例えば、病歴や服薬歴などの情報は非常に秘匿性が高い情報ではあるものの、病名や使用された医薬品の名称に関する情報だけが存在する場合、その情報から特定の個人を識別することができる可能性は限られる。しかし、特定の希少疾病名などが表示されている場合は、直ちに誰かを特定できる可能性がある。このように、同じ情報であってもその組み合わせによって誰かを識別し特定できる場合があったり、個人に関する情報はその情報単独で特定の個人を識別することができない場合、どのような場合に個人情報になり得るか否か判断が分かれる事例が増えている。

そのため、そのような情報も「実質的に個人識別性を有する情報[4]」として保護の対象に含めて検討すべきであるとの議論がなされたことが法改正の端緒になっている。その後、個人情報保護制度の見直し[5]に向けた検討が進められ、「パーソナルデータの利活用に関する制度改正大綱[6]」がとりまとめられ改正法の成立に至っている。

なお、総務省「パーソナルデータの利用・流通に関する研究会」では、実質的個人識別性を有する情報について、「個人のPCやスマートフォン等の識別情報（端末ID等）などは、一義的にはPCやスマートフォンといった特定の装置を識別するものであるが、実質的に特定の個人と継続的に結びついており、プライバシーの保護という基本理念を踏まえて判断すると、実質的個人識別性の要件を満たし、保護されるパーソナルデータの範囲に含まれると考えられる」としている。

医療分野においても、診療情報は診療等を通じて得た患者の健康状態等に関する情報であって、これらが紙等の媒体に記録されたものが診療記録であ

り、医師又は歯科医師の作成する診療録のほか、医療従事者の作成した看護記録、処方せん、検査記録、エックス線写真を含む情報が診療情報となるが、これらの情報には患者の「氏名」が表示されていることから個人情報と認識されて取り扱われる一方で、各診療情報が氏名とは結びつかずに取り扱われる場合には、特定の個人を識別可能な情報にならないこともあり得る。

このように、個人情報に該当するか否かは法律が定める定義に基づいて判断をするものの、個人情報に該当するか否か明確に判断ができないことがあるため、パーソナルデータ検討会の検討過程では、法が定める個人情報のみならず「広く個人の行動・状態等に関するデータ」を便宜上「パーソナルデータ」と呼称したわけである。なお、検討過程においては、実質的に個人識別性を有する情報として保護の対象に含めて検討すべきか否か考慮が必要な情報を「(仮称)準個人情報」とし、「個人データ」若しくは「準個人データ(検索性・体系性を有する準個人情報)」を加工又は他の情報を加える等して個人が特定される可能性を低減したものを「(仮称)個人特定性低減データ(法第23条第1項適用除外情報)」とする提案がなされた。

法改正の過程で示された大綱では、「準個人情報」については新たな定義を追加するのではなく、個人情報の範囲は法の定めによりつつ個別の判断は第三者機関によるガイドライン等による解釈に委ねるとともに、「個人特定性低減データ[7]」を新たに定め、その加工方法について民間団体が自主規制ルールを策定し、第三者機関による認定等を受ける仕組みが示された。結果として、前述の通り改正個人情報保護法では、「匿名加工情報」として新たな定義が追加された。

現時点において、医療等分野においてはレセプトデータの提供が研究目的での利用に限定して提供されているが、いわゆる匿名化や仮名化について最善と思われる方法を実施することで提供がなされてはいるものの、完璧な匿名化がないことを前提に極めて慎重にデータが提供がなされているに過ぎない。そのため、医療費の適正化においてレセプトデータの分析が急務の課題となっている現状において、限定的な提供及び分析では課題を解決するために十分な状況とは言えないことから、医療分野において取り扱われる「個人

コラム　故人情報保護の必要性　　　　　　　　　　　Column

　個人情報保護に関する制度は、「生存する個人」に関する情報の保護を前提としている。しかし、医療分野においては亡くなられた方の情報を取り扱う機会も多い。しかし、物故者の情報は一部の条例を除き、遺族と関係する情報以外は個人情報としては保護されない。亡くなった人の情報であっても、個人のプライバシーや名誉の保護との関係で、個人情報が適切に取り扱われる必要があるため、生存する個人と同様に個人の尊厳を保障する観点から、適切な取扱いが求められることはいうまでもない。

　「故人」情報保護の問題は、今後、議論が必要になるが、どのように保護すべきか慎重な検討が必要な問題でもある。

　その理由は、生存する個人を前提にした手続を、死者にも拡大することは、亡くなった人に本人同意を得る手続きをとることとなり不可能であること。非実在高齢者の問題（高齢者所在不明問題）のように、亡くなっているにもかかわらず、生存する個人に関する情報のまま取り扱わざるを得なかった問題など、個人情報保護の名の下に、本来、取り扱われるべき情報の取扱いが制限される問題が生じていること。一身専属的利益であるプライバシーについても、法的に保護される利益を拡大することは、従来の判例及び既存の法令の手続に及ぼす影響も大きいことなど、生存する個人に関する情報と同様の保護手続を定めることができない理由がある。

　一方で、物故者の情報について、生存する個人の生命・身体保護のために利用すべき情報が利用できないという問題がある。

　例えば、6割を超える遺体が感染症を保持し約15％は危険な感染症を保持しているとの調査結果がある（経済産業省の報告書『安心と信頼のある「ライフエンディング・ステージ」の創出に向けて～　新たな「絆」と生活に寄り添う「ライフエンディング産業」の構築～』（平成23年8月10日）25頁）。

　感染症の予防及び感染症の患者に対する医療に関する法律（感染症予防法）は、感染症の発生を予防し、そのまん延の防止を図ることを目的としている。感染症発生のおそれがある場合には、遺体を取り扱う葬祭業者等にその危険性を伝えるなど、その防止のための必要な措置を講ずることが医療従事者に求められるとの指摘がある。一方、この措置に接した場合、葬祭業者はその情報を個人情報として厳守する責任を負うべきものとされている。にもかか

わらず、葬祭業者等への感染防止の観点から必要な情報提供がなされていない問題がある。

　物故者の情報は個人情報に該当しないとして情報提供が可能である。亡くなった方の感染症情報などの情報が遺族の個人情報に当たるとして、その提供が個人データに該当すると評価される場合であっても、提供先の個人（第三者）の生命・身体保護のため遺族の同意を得ずに情報提供が可能と解することも可能である。ところが、医療従事者には守秘義務があるため、葬祭業従事者が確認できない状況がある。

　以上から、故人情報の適正な取扱いと保護は、生存する個人に関する情報の保護と同様の趣旨に基づいて取り扱うことが必要であるとも考えられるものの、それらの手続を生存する個人と同様の取扱いを法定することは、逆に必要な情報の取扱いを制約するおそれもあることから、ガイドライン等の自主規制において適正な取扱いを求めることについて検討が必要な状況にあると言えよう。

に関する情報（パーソナルデータ）」についての検討も、一般的なパーソナルデータの取扱いをめぐる問題と同様の重要な課題となってきたことは言うまでもない。

(2) 医療分野における個人情報の匿名化

　「医療・介護関係事業者における個人情報の適切な取扱いのためのガイドライン」（平成16年厚生労働省通知）では、「事業者内で医療・介護関係個人情報を利用する場合は、事業者内で得られる他の情報や匿名化に際して付された符号又は番号と個人情報との対応表等と照合することで特定の患者・利用者等が識別されることも考えられる。法においては、「他の情報と容易に照合することができ、それにより特定の個人を識別することができることとなるもの」についても個人情報に含まれるものとされており、匿名化に当たっては、当該情報の利用目的や利用者等を勘案した処理を行う必要があり、あわせて、本人の同意を得るなどの対応も考慮する必要がある」としている。

　個人情報の匿名化とは、当該個人情報から、当該情報に含まれる氏名、生

年月日、住所等、特定の個人を識別する情報を取り除くことで、特定の個人を識別できないようにすることをいう。例えば、顔写真については、一般的には顔をマスキングすることで特定の個人を識別できないと考えられる。なお、必要な場合には、その人と関わりのない符号又は番号を付すこともある。

このような処理を行っても、個人情報を取扱う者においては、当該取扱者内部で得られる他の情報や匿名化に際して付された符号又は番号と個人情報との対応表等と照合することで特定の患者・利用者等が識別されることも考えられる。個人情報保護法では、「他の情報と容易に照合することができ、それにより特定の個人を識別することができることとなるもの」についても個人情報に含まれるものとされており、匿名化に当たっては、当該情報の利用目的や利用者等を勘案した処理を行う必要があり、あわせて、本人の同意を得るなどの対応も考慮する必要がある。

また、特定の患者・利用者の症例や事例を学会で発表したり、学会誌で公表したりする場合等は、氏名、生年月日、住所等を削除することで匿名化されると考えられるが、症例や事例により十分な匿名化が困難な場合は、本人の同意を得なければならない。前述の希少疾病に関する情報の場合、氏名等を削除したとしても完全な匿名化にはならない。

そのため、パーソナルデータ検討会では、希少疾病患者の診療情報等、個人の特定性に留意を要するとともに、データの管理を確実に行うべき情報もあることが示された。また、医療機関における個人情報の匿名化の取扱については、「医療・介護関係事業者における個人情報の適切な取扱いのためのガイドライン」において具体的な運用が示されている。

その他、医療保険者等における、診療報酬明細書等の取扱いについては、各種通知において、あらかじめ本人の同意を得ないで営利目的等のために第三者へ売却又は譲渡することのないよう周知がなされている。

「医療機関、薬局及び保険者における診療報酬明細書等の個人情報の適切な取扱いについて」（平成24年厚生労働省通知）では、「氏名や生年月日等の直接的に特定個人を識別することができる情報を削除したとしても、受診した医療機関名などの他の情報と照合することにより、特定の患者等を識別す

ることができる場合には、その情報は個人情報に該当する場合がある。こうした観点から個人情報に該当するか否かについては、情報を保有する医療機関等において個別に判断することとなるが、個別の判断に迷う場合には、個人情報保護法上第三者提供の制限の適用が除外されている場合を除き、個人情報に該当するものとして、取り扱うことが望ましいこと」としている。

パーソナルデータの利活用においては、不完全な匿名化による問題も発生しており、完璧な匿名化も技術的には不可能であると考えられているため、パーソナルデータ大綱では「個人特定性低減データ」を新たに定めることとなり、改正法では「匿名加工情報」の定義が新たに追加された。

(3) 匿名加工情報の取扱いに係る手続

医療分野における匿名化の議論は、「連結可能匿名化（必要な場合に個人を識別できるように、その人と新たに付された符号又は番号の対応表を残す方法による匿名化）」と「連結不可能匿名化（個人を識別できないように、その人と新たに付された符号又は番号の対応表を残さない方法による匿名化）」に分けてなされてきた。しかし、個人情報を匿名化した場合であっても、個人データの提供元に加工前の個人情報が残存している場合（連結可能匿名化）、当該データを保有している事業者内部では容易照合性があるため、当該データは引き続き個人データに該当し第三者提供の制限を受ける。一方、匿名化した後に照合可能な情報（対応表や照合表）が提供元に存在しない場合（連結不可能匿名化）、個人データに該当しない。

つまり、元の個人情報と照合できる情報「対応表」が破棄（連結不可能匿名化）されない限り、その情報は「個人データ」としての呪縛から逃れられず、個人データを原則本人同意なしに提供することを禁ずる個人情報保護法の第三者提供の制限を免れることはできないことになる。

そこで、個人情報の識別可能性の判断は提供先における不確実な要素に左右されることがない提供元を基準に判断し、提供先において特定の個人を識別できない情報として取り扱うことを目的としたデータを提供元で加工する手続を定めるために、新たに「匿名加工情報」の取扱いに関する手続が定め

られたのである。

　匿名加工情報の取扱いに係る手続は、①匿名加工情報の作成等、②匿名加工情報の提供、③識別行為の禁止、④安全管理措置等が定められている。

　①匿名加工情報の作成等については、匿名加工情報の作成等について、次の手続が定められた。(1) 匿名加工情報を作成するときは、特定の個人を識別すること及びその作成に用いる個人情報を復元することができないようにするために必要なものとして個人情報保護委員会規則で定める基準に従い、当該個人情報を加工しなければならない。(2) 匿名加工情報を作成したときは、加工の方法に関する情報等の漏洩を防止するために必要なものとして個人情報保護委員会規則で定める基準に従い、これらの情報の安全管理のための措置を講じなければならないものとするとともに、個人情報保護委員会規則で定めるところにより、当該匿名加工情報に含まれる個人に関する情報の項目を公表しなければならない。(3) 匿名加工情報を作成して自ら当該匿名加工情報を取り扱うに当たっては、当該匿名加工情報の作成に用いられた個人情報に係る本人を識別するために、当該匿名加工情報を他の情報と照合してはならない。

　②匿名加工情報の提供については、匿名加工情報取扱事業者（匿名加工情報を作成した個人情報取扱事業者を含む）は、匿名加工情報を第三者に提供するときは、個人情報保護委員会規則で定めるところにより、あらかじめ、第三者に提供される匿名加工情報に含まれる個人に関する情報の項目及びその提供の方法について公表するとともに、当該第三者に対して、当該提供に係る情報が匿名加工情報である旨を明示しなければならない。

　③識別行為の禁止については、匿名加工情報（自ら個人情報を加工して作成したものを除く）を取り扱うに当たっては、当該匿名加工情報の作成に用いられた個人情報に係る本人を識別するために、加工の方法に関する情報等を取得し、又は当該匿名加工情報を他の情報と照合してはならない。

　④安全管理措置等については、匿名加工情報の安全管理のために必要かつ適切な措置、匿名加工情報の取扱いに関する苦情の処理その他の匿名加工情報の適正な取扱いを確保するために必要な措置を自ら講じ、かつ、当該措置

の内容を公表するよう努めなければならない。

5. 保有個人データの開示等

「保有個人データ」とは、個人データのうち、個人情報取扱事業者が、開示、内容の訂正、追加又は削除、利用の停止、消去及び第三者への提供の停止を行うことのできる権限を有するものをいう。ただし、①その存否が明らかになることにより、公益その他の利益が害されるもの、②6カ月以内に消去する（更新することは除く）こととなるものは除く。

診療録等の診療記録や介護関係記録については、媒体の如何にかかわらず検索性・体系性を有する個人情報データベース等を構成する個人データとして取り扱われる場合は、いずれも「個人データ」にあたると同時に、6カ月以内に消去することも想定されないため「保有個人データ」にあたる。

また、検査等の目的で、患者から血液等の検体を採取した場合、それらは個人情報に該当するため、患者の同意を得ずに、特定された利用目的の達成に必要な範囲を超えて検体を取り扱うことはできない。また、これらの検査結果については、診療録等と同様に検索可能な状態として保存されることから、個人データに該当し、第三者提供の制限を受けるとともに開示等の対象となる。

なお改正個人情報保護法では、裁判において開示等の請求を行う際の根拠規定として、開示等の請求規定が位置づけられることとなった。

(1) 本人の同意とインフォームドコンセント

個人情報保護法は、個人情報の目的外利用や個人データの第三者提供の場合には、原則として本人の同意を得ることを求めている。また、改正個人情報保護法では、新たに要配慮個人情報の取得に際しての本人同意を義務づけている。

患者に適切な医療サービスを提供する目的のために、通常必要と考えられる個人情報の利用範囲を個人情報保護方針において明らかにしておき、本人

から特段明確な反対・留保の意思表示がない場合には、これらの範囲内での個人情報の利用について黙示の同意が得られているものと考えられる。

　また、本人が、意識不明ではないものの、本人の意思を明確に確認できない状態の場合については、意識の回復にあわせて、速やかに本人への説明を行い本人の同意を得ることで対応することができる。なお、これらの場合において患者・利用者の理解力、判断力などに応じて、可能な限り「インフォームドコンセント」として患者・利用者本人に通知し同意を得るよう努めることが重要である。

　インフォームドコンセントの概念は、医師の立場から見た概念として説かれることが多く、主として治療行為に関し医師が患者から同意を取得すべき義務と、医師が患者に対し十分な説明を行わなければならないという説明義務から成り立っている。しかし、患者の側からみた場合に必要な情報を得て自らが判断をする機会の提供の必要性が提唱され、1981年に採択された世界医師会の「リスボン宣言」では、「患者は十分な説明を受けた後に治療を受け入れるか、または拒否する権利を有する」として、患者側に立ったインフォームドコンセントの必要性が明確化され、さらにこれを具体化、修正した1995年の「バリ島宣言」が採択された。そこでは基本的考え方として、「患者は自分自身の決定を行う上で必要とされる情報を得る権利を有する」とされ、「情報を得る権利」という項目の下に、「患者は、いかなる医療上の記録であろうと、そこに記載されている自己の情報を受ける権利を有し、また病状についての医学的事実を含む健康状態に関して十分な説明を受ける権利を有する」とされている。

　我が国におけるインフォームドコンセントは、1997年の医療法改正によって、同法第1条の四第2項において、「医師、歯科医師、薬剤師、看護婦その他の医療の担い手は、医療を提供するに当たり、適切な説明を行い、医療を受ける者の理解を得るよう努めなければならない」とする規定が定められている。

(2) 家族等への病状説明と本人同意

　個人情報保護法においては、個人データを第三者提供する場合には、あらかじめ本人の同意を得ることを原則としている。一方、病態によっては、治療等を進めるに当たり、本人だけでなく家族等の同意を得る必要がある場合や、本人への告知ではなく家族への同意のみの場合もあり得る。

　家族等への病状説明については、「患者（本人）」への医療（介護）の提供に必要な利用目的と考えられるが、本人以外の者に病状説明を行う場合は、本人に対し、あらかじめ病状説明を行う家族等の対象者を確認し、同意を得ることが望ましいと考えられる。この際、本人から申出がある場合には、治療の実施等に支障の生じない範囲において、現実に患者の世話をしている親族及びこれに準ずる者を説明を行う対象に加えたり、家族の特定の人を限定するなどの取扱いとすることができる。

　一方、意識不明の患者の病状や重度の認知症の高齢者の状況を家族等に説明する場合は、本人の同意を得ずに第三者提供できる場合がある。この場合、本人の家族等であることを確認した上で、治療等を行うに当たり必要な範囲で、情報提供を行うとともに、本人の過去の病歴、治療歴等について情報の取得を行うことが必要である。本人の意識が回復した際には、速やかに、提供及び取得した個人情報の内容とその相手について本人に説明するとともに、本人からの申出があった場合、取得した個人情報の内容の訂正等、病状の説明を行う家族等の対象者の変更等を行う必要がある。

　なお、患者の判断能力に疑義がある場合は、意識不明の患者と同様の対応を行うとともに、判断能力の回復にあわせて、速やかに本人への説明を行い本人の同意を得る必要がある。

6. 個人情報が研究に活用される場合の取扱い

　研究において個人の診療情報等や要介護認定情報等を利用することや、患者・利用者への診療や介護と平行して研究が進められる場合もある。

　個人情報保護法第50条第1項においては、憲法上の基本的人権である「学

問の自由」の保障への配慮から、大学その他の学術研究を目的とする機関等が、学術研究の用に供する目的をその全部又は一部として個人情報を取り扱う場合については、法による義務等の規定は適用しないこととされている。従って、この場合には法の義務規定が適用されるものではないが、これらの場合においても、法第50条第3項により、当該機関等は、自主的に個人情報の適正な取扱いを確保するための措置を講ずることが求められており、これに当たっては、医学研究分野の関連指針を留意することが期待される。

なお、医学研究分野の関連指針を遵守すべき研究の遂行にあたっては、当該研究を行う大学等に設置されている倫理審査委員会の議を経た上で、当該研究に協力することが求められる。一方、医学研究分野の研究であっても、これらの関連指針の適用を受けない研究については、倫理審査委員会の議を経るなどの手続は不要である。

その他、治験及び市販後臨床試験における個人情報の取扱いについては、薬事法及び関係法令（「医薬品の臨床試験の実施の基準に関する省令」（平成9年厚生省令第28号）等）の規定や、関係団体等が定める指針に従うことが必要である。また、医療機関等が企業から研究を受託して又は共同で実施する場合における個人情報の取扱いについては、医学研究分野における関連指針や、関係団体等が定める指針に従わなければならない。

よって、学術研究目的以外の目的で医療分野における情報の利活用を行う場合、個人情報保護法が定める個人情報取扱事業者の義務が課されるため、(1) 匿名加工情報など個人情報に該当しない情報として取り扱うこと、(2) 個人情報として取扱うことで法が定める義務を遵守すること、のいずれかを判断しなければならない。

7. 医療等分野におけるパーソナルデータの活用に向けて

医療等分野（健康・医療・介護分野）においては、質の高い医療等のサービス提供、個人の健康管理、公的保険制度の運営体制の効率化等の観点から情報化が推進されてきた。しかし、取扱いの対象となる情報の機微性ゆえに、

それらの目的を達成するために必要な最低限度の情報の取扱いを原則とし、それ以外の目的での利用は情報の安全管理とともに厳格かつ限定的な取扱いがなされてきた。そのため、安全かつ効率的な情報連携の仕組みのあり方について議論がなされてはきたものの、積極的な利活用に向けた議論は他の分野よりも消極的かつ謙抑的な傾向がある。

　情報の利活用に躊躇せざるを得ない理由としては、個人の健康状態や病気・病歴等の情報は、それらが意図せず利用されたり公開されることによって本人の社会生活に甚大な影響を与えるおそれが挙げられる。また、大量の情報（いわゆるビッグデータ）を解析することによって新たな情報が判明し、医療等分野において明らかになる情報は単独の情報から判読できる情報から複数の情報が組み合わさることによって、飛躍的に機微性が高まる可能性がある。とりわけ、今回の法改正で新たに個人識別符号として明記されたDNAの塩基配列やバイオメトリクス（生体情報の特徴量を抽出した情報）については、当該情報単独で個人情報に該当する情報としての取扱いが義務づけられるということに加え、遺伝子情報など他の情報と照合することができるような場合には、情報の取扱いが差別を助長しかねないという問題もある。

　しかし、本章で言及した改正個人情報保護法で定められた新たな定義や匿名加工情報の取扱手続きなど、個人情報保護制度の適正な理解によって、誤解に基づく躊躇や不必要な取り組みがなされないことが、医療等分野における情報の利活用にあたって求められることである。

　医療等分野における情報の取扱いにおいては引き続き精緻な議論や検討が求められているが、医療費の適正化や個人の健康ニーズへの要望に応ずるためには、その利活用が不可欠となっていることを認識した上での検討が待たれる。

注

1) 改正の趣旨及び背景については、瓜生和久「個人情報の保護に関する法律（個人情報保護法）の改正について」『法律時報』第88巻1号、2016年、pp. 62-66、瓜生和久「個人情報の保護に関する法律（個人情報保護法）の改正について」

『行政＆情報システム』Vol. 51, 2015 年、pp. 21-26．日置巴美「改正個人情報保護法の概要──変容するパーソナルデータの取扱い環境下における個人情報の保護と利活用について」『ジュリスト』1489 号、2016、pp. 30-35．日置巴美「改正個人情報保護法の概要」『金融法務事情』2032 号、2015 年、pp. 50-54.

個人情報の定義をめぐる論点については、森亮二「平成 27 年改正個人情報保護法（第 2 回）個人情報の定義」『NBL』1061 号、2015 年、pp. 40-44．個人識別符号や匿名加工情報に該当する情報についての考え方は、森亮二「個人情報の保護と利用──法整備における課題」『法律時報』第 88 巻 1 号、2016 年、pp. 80-85.

2) 改正個人情報保護法の解説は、日置巴美、板倉陽一郎『平成 27 年改正個人情報保護法のしくみ』（商事法務、2015 年）、瓜生和久『一問一答　平成 27 年改正個人情報保護法』（商事法務、2015 年）、辻畑泰喬『Q&A でわかりやすく学ぶ　平成 27 年改正 個人情報保護法』（第一法規、2016 年）、第二東京弁護士会情報公開・個人情報保護委員会『Q&A 改正個人情報保護法──パーソナルデータ保護法制の最前線』（新日本法規出版、2015 年）、「法令解説　個人情報保護法とマイナンバー法の改正：個人情報の保護と有用性の確保、マイナンバーの利用の推進：個人情報の保護に関する法律及び行政手続における特定の個人を識別するための番号の利用等に関する法律の一部を改正する法律（平成 27 年法律第 65 号）平 27・9・9 公布」『時の法令』1996 号、2016 年、pp. 4-27．新保史生「改正個人情報保護法の論点」『憲法研究』第 48 巻、2016 年、pp. 29-55 を参照されたい。

3) IT 総合戦略本部：パーソナルデータに関する検討会第 9 回「個人情報の保護と利活用のバランスに係る考え方〜医療分野の個人情報を例に〜」（資料 3）2014 年 5 月 20 日．

4) 総務省「パーソナルデータの利用・流通に関する研究会報告書」（平成 25 年 6 月 12 日）。担当者による解説は、藤波恒一「『パーソナルデータの利用・流通に関する研究会』報告書　パーソナルデータの適正な利用・流通の促進に向けた方策について」『NBL』1006 号、2013 年、pp. 5-9.

5) 「パーソナルデータの利活用に関する制度見直し方針」高度情報通信ネットワーク社会推進戦略本部平成 25 年 12 月 20 日決定．宇賀克也「『パーソナルデー

タの利活用に関する制度見直し方針』について」『ジュリスト』1464 号、2014 年、pp. 12-17. 担当者による解説は、瓜生和久「パーソナルデータに関する検討会の背景・概要と『制度見直し方針』の解説」『NBL』1017 号、2014 年、pp. 10-16.

6)「パーソナルデータの利活用に関する制度改正大綱」高度情報通信ネットワーク社会推進戦略本部平成 26 年 6 月 24 日決定。大綱の概要は、瓜生和久「『パーソナルデータの利活用に関する制度改正大綱』の概要」『NBL』1029 号、2014 年、pp. 11-22. また、大綱策定の背景をめぐる議論については、宇賀克也、宍戸常寿、森亮二「鼎談 パーソナルデータの保護と利活用へ向けて」『ジュリスト』1472 号、2014 年、pp. 2-5, 66-73.

7) パーソナルデータに関する検討会には、「技術検討ワーキンググループ」が設置されて議論がなされた。WG における議論については、森亮二「パーソナルデータの匿名化をめぐる議論」『ジュリスト』1464 号、2014 年、pp. 25-31.

第8章

健康情報プラットフォームの未来

村井　純
秋山美紀
中澤　仁
當仲　香
新保史生
本田由佳

最も登頂が難しい山

秋山　SFCに「健康情報プラットフォームラボ」、そして「ライフクラウド研究コンソーシアム」を設置して我々が活動を始めてから、3年になりますね。どちらも村井さんが代表を務め、合同で定例の勉強会を数多く開催してきました。そこには、アカデミズム、医療、ビジネスの分野から、幅広い方が参加してくださり、お薬手帳、在宅医療や介護、女性の健康、ライフログなど幅広いテーマについて、設計から社会実装までのいろいろなレベルで議論をしてきました。

村井　「健康情報プラットフォーム」は、よりサイエンティフィックなアプローチで研究活動をしていくための組織として、一方の「ライフクラウド研究コンソーシアム」はより実社会で展開するためのアプローチでいこうという位置づけだった。つまり社会で展開するためには持続性が重要で、持続性を実現するためには、やっぱり情報ビジネスや情報サービスみたいなものを取り込むというのが大事じゃないかと思っていて、それで後者は「ライフクラウド」っていう言葉を使ったんだ。もちろんコンソーシアム

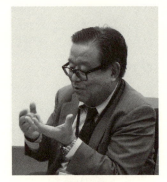

村井　純

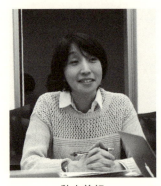

秋山美紀

だから、企業とともに取り組むっていうことだったのね。

秋山　健康情報の分野は、新規参入する企業も含めて、すそ野がずいぶん広がったという実感がありますね。

村井　座長を務めていた経済産業省の構造審議会の情報経済部会でも、注目は、ビッグデータとIoT（Internet of Things）で日本の経済はどう変わるのかという話題だった。オープンデータ、ビッグデータに対する行政のアクションもすでに始まっている。けど、それよりもさらに先立って、一番古いきっかけとしてIT戦略が1999年頃から日本にはあって、そこで2003年頃から医療情報みたいなものをターゲットにしてきた。けど、はっきり言ってことごとく失敗しているんだよね。この健康情報・医療情報というのは、「The Most Difficult Mountain（最も登頂が難しい山）」なんだよ。

秋山　2003年の「e-Japan戦略Ⅱ」の中では、先導的にITを活用すべき7分野の一つに「医療」を掲げていましたね。

村井　その頃からもう10年越しで、我々は主に情報の面からこの課題にアプローチしてきた。でも、医療そのものの本丸っていうのはなかなか難しくて、いつも折り合わなくて、うまく行かない。具体的には、「医療情報」つまりEMRや電子カルテみたいなもので出てきた情報を、病院や医療以外のところで利用していこうというのは難しいし、それ以前にネットワーク化して使っていくこと自体も難しい。一方で薬やレセプトの情報も、広い問題解決につながる大変な情報の宝庫なんだけど、やはりこれらを情報の基盤として使っていくのは難しい。

そのあとで、ビッグデータ、オープンデータ、そしてデータのデバイス、IoTのようなものが出てきたときに、今度は「医療情報」ではなくて、「健康情報」にすそ野が広がり、いろいろなアプローチが出てきたんだけど、これも何度も失敗してるんだよね。例えば、GoogleはGoogle Healthをやり、YahooはYahoo!ヘルスケアをやり、というように、健康情報を医療関係、薬関係へつなげて進めていくということに大きな価値が生まれてきているということは、ネットワーク業界や情報業界も分かっているんだけど、やっぱりこの10年間、あまりうまく行っていなかった。つまり本丸の医療情報を展開することも難しいし、情報業界がこれを含んでいくという展開も非常に難しいという、そんな困難な道のりがこの10年だった。

その間に、クラウドコンピューティング、つまり情報もプロセスも抽象化してサービスのインターフェースしか見えないという環境が整ってきて、個人が自分の責任で情報を集約していくというような、人間視点の情報システムがつくれるということがだんだんと分かってきたわけ。

だから、このラボとコンソーシアムでは、医療の世界と違うアプローチで、個々の人間の視点で健康情報プラットフォームを考えること、それが僕がすごくやりたかったことなのよ。とにかく自分の健康に自分で責任を持つという考え方が一番大事だろうと。自分の健康の責任を取るのは医者じゃないよね。人は生まれてこのかた生きている限り、自分の健康と向き合っているわけだ。歯を磨くことも、風呂に入ることも、何を食べるかもそうだし。そうすると、それらをデータ化しておくということ、それが「ライフログ」と言うんだけど、そこから個人が受ける利益はもう果てしないと思うんだ。

　SFCには技術系や政策系などいろいろな専門家が集まって来ているから、個人視点、人間視点の情報システムってのを、ここからスタートすることはできるだろうと思ったんだ。

秋山　10年越しのそんな想い、というか執念が、このラボの設立の背景にあったんですね。一方、中澤さんはもともとプログラミングやITの専門

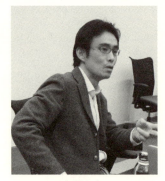

中澤 仁

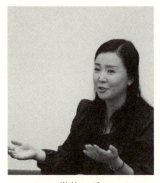

當仲 香

家で、健康情報に本格的に取り組み始めて3〜4年でしたね。

中澤 従ってこの分野の長い変化は分からないんですけど、それがかえって良かった。最初に村井さんからラボを始めるとお聞きしたときに「健康情報」って言われたんです。昔からやっている人がその言葉を聞くと、おそらく「医療情報」の方にまず行っちゃったと思うんですね。僕はそういうバックグラウンドはないので、健康情報と言ったら、今日何を食べたとか、そういうことだと思っていたんです。日々のアクティビティの記録とか、まあその中にひょっとしたら医療情報もあるかもしれないっていう、それぐらいの感じなんですよ。

秋山 我々にとっては、日々の活動の積み重ねこそが健康につながる実感がありますものね。當仲さんは学校保健や産業保健という現場にいらして、どう感じていますか。

當仲 健康情報プラットフォームの目的が健康長寿とか人の幸せ、QOL（quality of life）の実現だとしたら、もう医療のデータなんて必要な情報のほんの一部ですよね。パーソナリティだったり、日々のストレスやライフログのすべての情報が必要ですよ。健康や幸せって、ライフログとか、遺伝情報とか、項目を羅列しても表し切れない本当にいろんなことで構成されている。心も体もデータでは決して表し切れない。また、価値を創造するといっても、人それぞれ価値観は違いますし。幸せと感じている人たちは、一体何が幸せなのか、どんな情報をどう分析したら役立つのか、それさえも分かっていない。だから可能性を模索している最中だと思うんです。そう考えると、医療情報って、健康情報をはじめとするすべてのデー

タのほんの一部なんですが、それさえも私たちは、データを手元に全部持っていなくて、可能性を享受することができていないのが現状でしょう。医療の現場にいて、そう感じます。

秋山　我々が価値を享受すること、なぜできていないんでしょうか？

當仲　企業も医療機関も研究機関も、情報を持っていても共有ができない、共有しない。

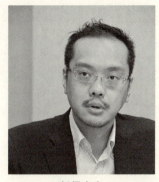

新保史生

病院の中とか研究機関の中とか閉ざされた中では、情報を公開しないことによる特殊な業界内でのやりやすさとか、本人に情報を返さないことによる業務のやりやすさとかもたくさんあるんでしょうね。

秋山　特に医療分野は、個人情報の扱いに関する不安や躊躇がつきまとっているかと思います。新保さんは情報法の専門家としてどうご覧になっていますか？

新保　医療情報や健康情報の取扱いにあたって、そもそも、「情報の取扱い」とは何かということから考える必要があると思っています。つまり、「取扱い」には、情報の取得から利用までの一連の手続きが含まれるわけですが、「取得」、「管理」、「共有」、「委託」、「提供」、「開示」など、様々な手続きを踏まえて情報が利用されることになります。基本的には、法が定める手続きなどルールに則って取り扱うことで何ら問題はありません。しかし、医療分野では、取扱いの対象として、個人と密接に関わる情報が多岐にわたることと、個人のプライバシーへの影響が大きいことから、その取扱いに躊躇する傾向が見られます。それをまずは解消しない限り、情報の取扱いを促進することはできないということで、個人情報の定義の明確化や配慮の仕方について、我々は議論を続けてきたんです。

秋山　プライバシーは保護しながらも、個人情報はちゃんと取扱う、そのための法整備に尽力されてきたんですね。

新保　個人情報保護法にいう個人情報とは、生存する個人に関する情報であ

って特定の個人を識別できるものを言います。つまり、生存する個人に関する情報を保護するということは、その人が生存するためにその情報を取り扱うことが求められることも意味します。

　しかし、いわゆる過剰反応に見られるように、本来、取り扱うべき情報が不要な対応によって利用されていない現状があります。とりわけ、医療情報は健康情報も含めて、プライバシーの度合いが高いことから、そもそも取り扱わないといった対応も散見されます。

秋山　本来取り扱うべき情報が利活用されていない現状があるわけですね。

當仲　それともう一つ、情報を全部オープンにするということは、本人が理解して受け止めるだけのヘルスリテラシーが必要ですが、現状ではそれが十分に浸透していないので、オープンにして情報を個人へ渡してしまう不利益の方が多いっていう見方もあるかと思うんですね。

　例えば、健康診断の結果は、良いほうからＡＢＣ、と理解しやすいように単純な判定をつけていますが、私たちは、結果をもらって見て、全部判定がＡだったらすごく健康な気がするじゃないですか。

中澤　えっ、違うんですか？

當仲　保健師の立場で言わせてもらうと、健診の成績がＡだったからって、皆さんが100％健康で、これから長生きできる保証なんて何もないですよ。判定Ａというのは、一定の望ましい基準の範囲内にあるということですが、それが本当に健康そのものを表しているのかと言ったら、違います。医療従事者からみたら、経年的な変化をみたり、メンタルヘルスの状況も含め、関連する他の情報がないと本来は総合的な評価はできないんです。ただ、あまり詳細な数値や分析結果を返却しても分からないだろう、ということを前提に、定性化しているにすぎません。情報を全部オープンにしても、個々の利活用にまで結びつけるには課題は多いですね。一人ひとりが、生き生きと生きられているのかとか、百寿者になれるのかについての指標をつくるのはなかなか難しいです。健診結果の判定Ａなんていうものは、ほんのちょっとの情報、一目安でしかない。健康診断結果をもらって、「健康だってお墨付きをもらった」と自信満々な人が、次の年にがんにな

ったりするのを見てショックを受けること
もあるんです。

　で、村井さんからラボへお誘いをいただ
いたときに、私はそのデータのクラウド化
やプラットフォームというものに新たな夢
を見たんですね。医療の情報、健康診断
や診療のデータだけじゃなくて、ライフロ
グとかDNA情報とかメンタルヘルスとか、
健康長寿につながるような因子の一つ一つ

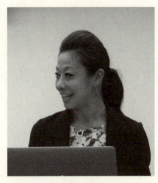

本田由佳

が合わされば、もしかしたら今までにない、医療の枠ではなくて、より良
く生きるための情報分析ができ、何かしら個々がQOLを向上することを
目的とした行動変容のモチベーションが享受できるようにするものがつく
れるんじゃないかと思ったんですね。そういう可能性を夢見たという感じ
です。

秋山　可能性を夢見た、それで、実際はどうでしょう。

當仲　やっぱり難しいですね。ステークホルダーのインセンティブって考え
ただけでも、例えば誰が運営するのか、持続・継続性はどう担保するのか、
っていうところから、この3年間ずっと行き詰まっています。企業は利益
がないとできない。国は企画して運営する人と資金がないとできない。医
療の世界は村井さんがおっしゃるようにまだ突破できない。そうなると、
全部どん詰まり。ただ、こういう夢を見る人がたくさん集まれば、きっと
いつかどこかで何かが変わっていくのかなと思うんです。突破口になるの
は、夢見る人が強力なリーダーシップをもって骨太の方針を推し進めるこ
と。そうすることで、みんな考えるようになる、てことが必要でしょう。

秋山　本田さんは母子保健の世界から、健康情報プラットフォームの可能性
を強く感じていらっしゃるということでしたね。

本田　私はもともと周産期のヘルスケアが専門です。日本では妊娠したら母
子手帳を受け取るのが昭和20年ぐらいから習慣になりました。母子手帳
には病院の先生や助産師だけでなくお母さんが母子の健康情報を記録して

います。最近はお母さんが自分の子どもへのメッセージとかも書ける。食事・運動、ワクチンの情報とかをインターネットにつないでクラウド化したいなっていうのはずっと思っていたんです。慶應義塾大学にライフクラウド・コンソーシアムがあって、ここでならそれが実現できるなっていうのを、先ほどの當仲さんと同じく、私もそこに夢を見ました。私は今ここで母子を中心としたヘルスケアをやりたいと思っているんです。やっぱり0歳からの情報ってすごく大事です。

新保　個人に関する情報は、その人が生まれてから亡くなるまでに膨大な量の情報が生成されるわけですが、情報のライフサイクルがあるのと同様に、生成される情報をどのようなライフサイクルで取り扱うかということも課題ですね。

村井　生まれたときには母子手帳があり、そして、幼稚園からずっと健康診断をしているよね。で、そのデータはずっとあるはずだ。例えば慶應は小学校から大学院まであるのでタテにずっと進学している学生も多い。慶應の保健管理センターで働く當仲さんに最初に訊いたのは、慶應であれだけ健康診断をやっていて、どこにデータがあるんだ、っていう話だった。健康のデータってタテに影響があるよね。

當仲　慶應では小学校入学時に母子手帳の情報は共有いただいています。ご父兄が公開してくれる範囲ですけど、ワクチン接種歴や既往歴、成長曲線と過去の情報とが一緒に見られる。それらと在学中の情報が、中学進学時、高校進学時に、必要な情報だけ主に紙ベースで上がっていきます。現在、慶應では学校ごとに物理的に別データになっているんですが、システム構築中なので今後データ連携できるようになると思います。経過をみるためには、進学時点ごとに同意が必要で、同意書は取っていないんですけど、不同意書を取っています。例えばメンタルヘルスの問題など、デリケートな過去情報を切りたいというので不同意書を出す人もいますし、大学にはまた新しい自分の世界があって、就職に不利になることは一切したくないという人もごくたまにいます。こういう個別管理も必要となる煩雑さを孕みます。

村井　続けてきた健康データを本人に返すという考えはないんですか。デジタルデータで。

當仲　小学校から高校までは「健康手帳」という紙ベースの手帳ですが、自分で情報蓄積できる手帳を配布し、本人か父兄が持っていて、結果を保存してもらっています。卒業時に健康手帳は手元に残ります。デジタルでは返却していません。大学では、WEBで健診結果が見られるのと、紙ベースで返却していますが、CSVのような汎用性のあるファイル形式で落とせるようにはなっていません。デジタルデータで返したいという気持ちはありますが、今、それをうまく収納できる仕組みが普及していないので、対応していないですね。まず配っちゃう、というのも手かとは思いますが。

村井　それは第一歩だよね。その仕組みがあるんだからできる。百寿者研究（百歳を越えても元気な高齢者の研究）なんかも、タテの時間軸で蓄積するデータが一番重要なのね。どうしたら100歳を超えて生きられるのかを調べたくても、今は過去のデータはないわけ。だから今から集めなきゃいけないけど、まあ今まではそれもしょうがないこと、できなくて当たり前。でも、これがデジタル化された社会だったら、これすごく可能性があるわけ。ビフォーデジタルとアフターデジタルあるいは、ビフォーインターネットとアフターインターネットでできるものは全然違う。今からできなかったら、これは我々に責任があるだろうね。

　完全デジタル社会、つまり写真は全部デジタル化されていて、カルテは全部電子化されていて、というふうになったら、できるんじゃないかっていう大きな希望がある。それができれば、誰もこれまでアクセスできなかったデータだから、医療の貢献にも医学の研究にも役立つし、社会、人間の健康にも役立つし、医療費の削減にも役立つし、私たちの健康にはもちろん貢献するし、まあそんなことができるようになるだろうって思う。

誰がプラットフォームを運営するのか？

中澤　こういう健康プラットフォームの一番重要な可能性は、自分が何を食べたら100歳まで生きられるっていうのもあるかもしれないけど、ひょっ

としたら自分だけじゃなくて、自分の父親や祖父とかが、あのときあれを食べちゃったから私の寿命がここで終わるんだみたいな、かなり昔にもひょっとしたら因果関係があるかもしれなくて。そういう分析ができるようになるのかなっていうことなんですね。

しかしそのためには、ありとあらゆる情報を蓄積しないと、分析は不能という、大きな課題があります。因果関係が何と何の間にあるか分からないので、あらゆる情報を蓄積するということになるわけですけど。そうするといつどこでトイレに行ったとか、そういうのも含まれてきますし、もう全部ですよね。

で、この話をいろいろなところでしてみると、結構多くの人は、「いや、私には忘れる権利がある」ということをお話しされるんですね。「忘れることも重要だから、僕はデータは取っておきたくない」という言い方をする人が結構いるんです。

秋山 私もそう思いますよ。私、消しゴムで消してしまいたいと思う過去はいっぱいありますもん（笑）。

村井 それはドジ踏むからでしょ（笑）。取っておいて忘れればいいんだよ。取っておくことと覚えていること、意識することは別だよ。

當仲 確かに過去を振り返るという話と、過去の蓄積したデータから出てきたものを見たいかどうかは別のことですよね。

中澤 そうなんです。取っておけば後から解析できるし、見たくなきゃ見なきゃいいだけなんですけど、でもやっぱり取っておくということにも拒絶反応がある人が結構いることが分かりました。

それで神奈川県の「神奈川マイカルテ」では、多分、趣旨としては神奈川県に住めば健康情報プラットフォームがあるので、みんなが健康になれるっていう自治体を目指したのだと思うんです。そこでお薬手帳から始めた。この神奈川マイカルテでは、どういう建て付けで誰が運用するかというのが結構重要な議論になっていました。そのときに自分が感じたのは、行政の人が考えていることと僕が考えていることと、その実験に参加してくださった方が考えていることが、結構違うということでした。

まず神奈川県の行政は、データを蓄積するプラットフォームを民間企業が運営すべきなのか、県が運営すべきなのか、国が運営すべきなのかという点で、黒岩祐治知事は民間企業が運営すべきだとおっしゃっていました。それは神奈川県の予算の制約という実情もあるんですけど、前提にあるのは「良いものは民間ベースで広がっていく」という考えなんですね。

しかし、その点に関して参加者に訊いてみると、国や自治体に運営してほしいという意見が多数を占めたんです。最終アンケートの結果だと、「民間企業に任せても継続的に使いたいですか」という問いに対して、「営利目的の企業には自分の健康情報を預けたくない」という人が結構いたんですね。

秋山 運営主体として、民間企業よりは行政の方が信頼されていると？

中澤 そういう結果でした。それがなぜかというのは、いろいろな理由があって、人それぞれ感じることが違う。で、自分はどうかというと、こういうプラットフォームは、たくさん集まれば集まるほどいいに違いないので、国がきちんと運用すべきだと考えます。もしくはひょっとしたら理想的には全世界で1個のものになっているのが、僕としては望ましいなと。実証実験などを通してこの数年感じたところですね。

秋山 中澤さんは国が責任を持って運営すべきという考えですね。村井さんはどう考えていますか？

村井 私は正反対で、国が健康情報を管理するってことに関しては、ものすごくネガティブです。健康情報に限らず、個人周りの情報を国が管理することっていうことは大きなリスクがある。少し前から、インターネット上で議論されてきた一つのアジェンダは、「アフター・スノーデン」（米国政府の諜報活動や機密をウィキリークス等で曝露したエドワード・スノーデン氏の事件以降）と言って、NSA（米国国家安全保障局）のように国が検閲をするということ。国が検閲しちゃいけない法律を持っているのは、日本とかドイツとかいくつかの国です。アメリカにもあったんだけど、例の9.11のテロ対策で実質的に変わりました。これは通信事業者の法制化の中で日本も直面している問題で、クラウド・インターネットというものを考えた

ときからかなり難しい問題なんだ。
　国が国民の情報にアクセスしてもいいのかどうかは、トラスト（信用／信頼）の問題だよね。国に対するトラストがある国はいいけど、国に対するトラストがない国は駄目。じゃあ日本はトラストがあるのかないのかと言ったら、あると考える人は多いけど、選挙によって変わっちゃうという人もいる。世界では国民を殺しちゃう国もあるわけで。じゃあ健康情報を国に管理されるって、地球儀を回しながらじっと見ていたら結構怖くなってくるでしょ。

中澤　まあ現状としてはその通りなんですけどね。でも、国防というサービスを考えるとしますよね。国防というのは経済学的には公共財です。人の安全、国民の安全を守ることと、国民の健康を守ることってこの二つがあったとすると、国民にとってはこれはほぼ同じような重要性ですよね。すると、この国民の健康を守るというサービスを国が提供すべきかどうかということは？

村井　それは提供すべきだよ。

秋山　保健衛生というサービスは経済学的にも外部性が大きい財なので、ほぼ世界中の国で行政が提供すべきサービスとなっていますね。

中澤　そうしたら、健康情報プラットフォームがあれば、人がより健康になれるのだとすれば、そのサービスも行政が提供すべきということになるのでは？

村井　そこがこの研究の本質だよ。まずは経済問題で国の負担は増やしたくない。そして、私のデータは私の責任で、それをクラウドに置くかどうかはトラストの問題だけど、私は置くとする。ただ、置いたデータにアクセスできるのは、私がいいと言った人じゃないと駄目だということだよね。国には、これを利用して国民の健康を守るという仕事はぜひぜひやってもらいたいんだけど、そのときには、かなり洗練された匿名化のプロセスが必要になる。

　で、次に私がこのデータをビジネスに預けて、私の管理費を負担してもらおうみたいな考え方が生まれるよね。タダで便利なサービスを受けるに

は、多かれ少なかれ、データを売ることになるわけね。ただ売るときには、私って分からないように売りたい。従ってこれも洗練された匿名化が技術としては求められる。

さらに、今度は私のデータに対して別のサービス、例えば健康の専門家などによるエキスパートサービスを買ってくる。そうすると、医者のまねごと、例えば健康管理とかダイエットとかそういうのはできるかもしれない。例えば食べたものが全部分かればすぐ評価して指導してもらえるみたいなサービス。その辺のデータの質はすごく上がってきているとすると、少なくともデータとプロセス処理のサービスには独立性があって、これを結びつけることができるのは私だけ。A社にデータを預けているけど、サービスはB社から借りてきましたみたいな、そんなことができるようになってくる。

この管理さえうまくできていれば、つまり私の許可なく結びつけないということができれば、プライバシーは守れるはずだ。つまり自分のデータは自分で守れというのが本質で、トラストフル（信用できる）＝国ということではない。ただ、個人に対してどういうサービスを柔らかに作っていくのかというプロセスの中で、まあ国や県のトラストをうまく使うというプロセスはあるんだと思う。大学なら大学のトラストとか。

新保　いわゆるビッグデータをめぐっては、国内外を問わず様々な議論がされてきましたし、今も続いています。議論の主な方向性は、もっぱらその活用の促進ならびに活用の可能性に関するものです。ビッグデータの活用にあたっては、留意すべき問題があることも意識はされているものの、まずは、その活用の可能性や方向性について検討することが先決であり、やってみなければ分からないことを、やらないうちに取りやめることは、みすみすビジネスチャンスを失ってしまうという危機感が広がっているのが現状かと思います。

村井　そうです。私たちの行動はマーケティングに利用されている。このマーケティングですでにものすごく経済が動いている。この経済は必ずどこかで自分の利益として戻ってくる。今、例えばViber（楽天の無料通話アプ

リ）でメッセージをやりとりすると、ポイントが戻ってくる。つまり現金が戻ってくる。情報の流通や行動はマーケティングでエコシステムができる。

新保　ビックデータの活用に遅れをとることと、ビックデータの活用に躊躇することで時流の波に乗り遅れ、事業の発展やさらなる進歩に取り残されてしまうのではないかという不安感が問題の背景にあることは事実ですよね。そんな背景の中、便利で種々多用なサービスが日々新たに登場し、その利便性やポイントなど付加価値による恩恵を享受する機会が提供されている現状において、村井さんのように、それらを利用しなければ「損」だという利用者の意識が広がりつつあると思います。サービスの提供に伴い取得される大量のデータを有効活用しないことは「損」であるという事業者の認識の高まりもあるため、この両者の損得勘定が、不透明で不可解な情報の取扱いを結果的に許容する現状を招いていたという面が今まではありました。

中澤　問題は、今回の実験参加者の場合、情報を置いておくクラウドシステムが、営利目的の会社だと嫌だと。ここはさっきのViberの話とも関係があると思います。それは価値創造のプラットフォームっていうぐらいで、いろいろな人がデータを突っ込んでいくと、そこに価値が生まれるわけですね。これが売れるかもしれないし、何か人類のために使えるかもしれない。で、民間企業の場合はそれを売るという方向に行くんだと思うんです。そうすると、さっきのViber経由で情報をやりとりするとポイントがもらえるっていうことになると思うんですが、これと全く同じ手法が多分あるべきだと思うんです。

　つまり、村井さんが自分の健康情報を、例えばある会社が運営しているクラウドシステムに入れたらお金がもらえる。こういうアプローチの方が正しいんです。ここで生まれる価値は車とかと同じです。車の部品にはねじとか板金が含まれていて、それに当たるものが私たちの健康情報であるわけですよね。だから今日は何歩歩いたという情報を入力したら1円くれるとか。これが多分正しい。

村井　個人への直接的なインセンティブは難しいかもしれない。でも、まずは便利なことが重要です。だから本人がそれで便利だということさえできていれば、誰が運用するのかはビジネス原理でできてくると思う。つまりこれは「国」なのか「民間」なのか、「トラステッド民間」（高い信頼性や耐攻撃性を備えている民間企業）なのか、こういうことの結論を出す必要はないと思う。本人のメリットがあれば、後で決めていける。初期投資が小さければビジネスモデルは後で考えられる。

秋山　まずは本人が受け入れられる形で活用を始めてみる、それをトライできるのがインターネットということなんですね。新保さんはどう考えますか？

新保　例えば、全く別の分野で、政治資金規正法という法律があります。この法律では、制限する「規制」ではなく「規正」という用語を用いています。政治活動において、資金を使うことが不可欠であることから、そのルールを正しく定めましょうということがその法律の趣旨です。同様に、情報化社会においては、情報をいかに適正に取り扱うかが問題となっているのであって、情報の取扱いを制限することを最初に考えるべきではありません。だからこそ、そこで求められているのが、適正な取扱いを確保しつつ、必要な場面で必要な情報を取り扱うためのプラットフォームである、そう言えるのではないでしょうか。

プラットフォームで起きる予期せぬ作用

秋山　インターネットって何でもつなげちゃう力があるじゃないですか。逆につながるからこそ何かしらの制約をつくっていかないと、人は不安になってつながらないのかなって感じています。先ほどから出ている運営者への信頼、そこに参加してくる人同士の信頼をどう作るのかとか、参加のインセンティブ、あるいは役割をどうするかなど、プラットフォーム設計の際にそうしたことをしっかり考慮しないといけないと感じています。

村井　膨大なデータは、きちんとセキュアに管理ができて、必要な定義に応じてこれを利用できるのか。利用したときに、アノニマイズ（匿名化）の

アルゴリズムがちゃんと適用されて、それはある意味の保証とトラストを持った形で処理できるのかが、情報システムとしての条件です。

　それができれば、今度はそれを利用した社会システムの形成です。信託機構をつくるとか、さっき言ったエキスパートのプロセスをうまく適用するとか、統計情報を医療政策に利用するとか、あるいはビジネスにどこまで商用マーケティングの情報として利用できるかとか。そのあたりは、そういうプラットフォームができてくれば、いろいろなイノベーションが起こってきて、新しいアイディアが出てくる。だからまずは「プラットフォーム」が大事なんだ。

秋山　本書では健康情報プラットフォームを、「様々な情報を蓄積する機能と、ヒト・モノ・コトをつなげる機能を持ち、それらが相互作用をして、健康という価値を生み出す基盤となる仕組み」と定義しましたね。つまり、インタラクション、社会的な相互作用やイノベーションが起きることも、プラットフォームの要素の中に含めています。

村井　プラットフォームにはいろいろなレイヤーがあるよね。まず情報システムのプラットフォームがある。この分野では、情報システムに対してはすごくタフな要求がある。だから、超専門家が必要だと思うんだよね。例えばアノニマイズ（匿名化など属性情報を隠す）のアルゴリズムはどこまで行くのが適切なのか。制度の中で、まあ社会的に認められているギリギリの薄氷を踏むような許可の仕組みになると思うんだけど、その社会制度やコンセンサスに合わせた情報システムだから怖くないという状態をつくっていかなきゃいけない。作る側も大変だし、それを利用する側も大変だけれど。その上で今度は、サービスのプラットフォームができてくる。今の社会のウェブのプラットフォーム利用だね。

　そのように各レイヤーとプラットフォームがあって、それをつくり上げていくというのが、アカデミズムの責任だと思う。特にSFCのように、制度と技術のすべてを考えられる、あるいは分野としても学際的な、それぞれのエリアを考えられるということの力を持っているキャンパスは、そういったことを考える役割と責任がある。

中澤　村井さんは匿名化の線で話を進められましたけど、僕は逆で、多分自分のプライバシーは別に売ってもいいよという人はいると思うんですね。もう全然ばれても OK みたいな。そういういろんな判断がありうるので、様々異なる判断を許容できるようなプラットフォームがあるといいなって思います。

　　ただ気になるのは、そういうプラットフォームがあることによる、ある種の「逆選択」みたいな現象も何となく今想像していて。

秋山　逆選択というのは、どういうことですか？

中澤　さっき妊婦さんの体重増加の話が出ましたけど、情報があるということは、利用者の平均体重とかも出せるわけですよね。そうすると、あ、普通はこうなのねって、これが分かっちゃう。そうすると、人って普通より良くなろうと思うのが、自然じゃないですか。女性の場合は、他の人より細くなりたがったり。

村井　女性って細くないといけないって無条件に思っちゃうからね。

中澤　その無条件に思っちゃう人が多いので、平均に近づこうって思うわけじゃないですか。そうすると、情報があるということは、必ずしも良いことだけじゃないんです。寿命だって、平均寿命が何歳だと分かってしまうと、半分の人は「私はこれより早く死ぬんだ」、半分の人は「自分はこれより長く生きられるんだ」となる。そうすると、情報があることによって、世の中の半分ぐらいの人は不幸せな気分になっているわけです。

當仲　情報を得ることで、人と比べることによる不幸感も生じますよね。社会的比較をすることは、心理学上では幸福度は下がると言われています。

中澤　昔は情報がないから、子どもを妊娠して、これだけ大きくなったけど、これってどうなのかしら。まあいいか、ぐらいで済んだと思いますけど。このことをどう考えるかですよね。

　　特に妊婦さんのような場合、もう一人おなかの中にいるわけで、このおなかの中の健康状態とかが情報によって左右されるのだとすると、どういう情報がプラットフォーム上でやりとりされるべきなのかは、実はちゃんと考えなきゃいけないと思うんですね。ただ機械的に、平均はこう、最大

値、最小値はこう、と伝えるだけでは駄目で。

秋山 毒にも薬にもなるのが情報ですから、知ることによる負の作用も考えておかないといけませんね。

中澤 情報で人の行動は不思議なぐらい変わる。学生たちの研究で、運動能力も情報一発で変わるってことが分かったんです。例えば握力計を針を隠して、嘘の情報を見せて実験したんです。最大40kgぐらい出せる人に、今38kgしか出ていないよっていう情報を出すと、42kgぐらい出たりするんです。情報はそのように人の行動を変えるんです。

なので、そういうことを考えると、「平均はこうだけどあなたはこうでした」って言われたときに、それを言われた人はどう思うのか、これがすごく問題かなと思います。

秋山 つまりプラットフォーム上で起きるコミュニケーションと、情報がもたらすいろいろな作用も、設計時あるいは社会で展開するときに考えておくべきだということですよね。

他にも、例えば胎児のときの情報が残ってしまうということで、言ってみれば母親がたまたま残していた情報で、将来本人が大人になったときに役立つのならいいんですけど、逆に本人にデメリットがもたらされる可能性もありますよね。

當仲 そうですね。遺伝情報が、結婚するときや就職するときに相手に分かってしまうと不利になる人もいて、問題になることもあると思います。

新保 遺伝情報は、自らに関する個人情報であるとともに、家族に関する情報でもあると言えます。そのため、本人が同意して遺伝情報を提供しても、その情報から第三者である家族に関する機微な情報が明らかになることがある面も忘れてはならないと思います。

村井 遺伝情報によって、ある程度の、発症の確率っていうのが分かる。しかし発症は、健康状態とか精神状態とかにもすごく左右される。その意味で奇跡っていっぱい起こる。がんとかそういう病気でも。余命はこれだけと言っていたのが、何十年も生きるという例がいくらでもあるし、治った例もある。

秋山 もちろん疾患にもよりますが、多くの疾患の発症は遺伝的要因以上に環境的要因が大きく影響すると言われています。そもそもそうした研究から生まれたエビデンスとは集団の平均値としての確率ですが、本人にとっての結果というのは、○か×、白か黒のどっちかでしかないんですよね。だからこそ意思決定が難しい。集団としての意思決定と個人としての意思決定は別もの。

當仲 オーダーメイド医療や、遺伝子検査ビジネスが増えてきているので、ますます個人の意思決定は難しいですよね。

村井 だから、奇跡を起こした例というのがたくさん出てくると、この確率の議論が変わってくる。何より、希望が生まれてくる、いろんな意味で。

中澤 村井さんなんて奇跡の権化。村井さんのように超多忙で不規則な生活をしていたらとっくに多くの人は死んでる（笑）。

村井 そうかもしれない。なぜだか分かるか。みんな生きるために食べてるけど、私は食べるために生きてるからね。従って、生きないと食べられない。だから私は死んでない（笑）。

価値創造のプラットフォーム

秋山 今回、本書の執筆を通して、価値創造の健康情報プラットフォームについて考えてきました。いろいろな課題も見えてきましたし、希望も見えてきました。皆さんは今、どんなことを感じていますか。本田さんからお願いします。

本田 今、産婦人科や小児科の研究のホットなトピックの一つが、胎児期の栄養状態が将来の健康状態を決めるということで、これはイギリスの疫学調査で分かってきたことなんです。例えば、子どもの肥満は、お母さんが妊娠前や妊娠中にダイエットして十分に栄養をとらなかったことが原因だと分かってきたので、妊娠中の栄養に気を付けようというのです。2005年まで日本産科婦人科学会は妊娠中毒症予防の視点から体重を抑える指導をしていましたが、それが出生体重低下の一つの要因であることが分かったので、2006年に厚生労働省が赤ちゃんの将来の健康を重視した妊娠中

の体重増加の新基準を決めました。

　例えばライフログができたら、もっといろいろなことが母子手帳のデータに入っていく。もし、生まれる前や妊娠中の情報がすべてクラウド化されたら、分からなかったことがさらに分かると思います。長期で人々を追跡するコホート研究は、日本でなかなか難しいのですが、それが実現できるのではないかと思っています。

秋山　今、本田さんが言ってくれたように、健康情報プラットフォームは、個人へのメリットということだけではなくて、長期間の疫学調査のデータの蓄積と分析、つまり、次の時代に生きる、将来の世代のための知識を生み出す場にもなると私は思っています。自分の利益だけではなく、将来の子どもたちのために、何かを残したいと思う人は案外いるんじゃないかと思います。

　実は私たち慶應のチームは、2014年4月から山形県鶴岡市で住民1万人を25年以上にわたって追跡するコホート研究を始めたんですが、参加をお願いをした市民の約9割の方が、将来世代のためになるならと快く研究に協力くださっています。この事例のように、健康情報プラットフォームは将来世代に何かを残すための情報基盤になりうるという意識を多くの人に持って欲しいなと思いますが、まだ弱いような気がします。

村井　そんな意識を個人のモチベーションに結びつけるのはすごく難しいでしょうね。次の世代のために生きるというのは教育者では多いけど、医者は目の前の患者を治すことが一番の使命だから。使命感は職種によっても違うのでは？

秋山　そうでしょうかね？　私はがんのサバイバーの方々とお話しする機会が多いのですが、多くの方が「自分の経験が誰かの役に立つといい」とおっしゃいます。大きな病気を乗り越えた人は特に、将来の誰かのために、という気持ちが強いのかもしれません。

　中澤さんは健康情報プラットフォームの未来について、どんな課題を感じていますか？

中澤　どうも今、情報というものが何か変な具合にやりとりされていて、そ

れがすべての原因となって、いろんなことがうまくやっていけなくなっているると感じています。少なくとも日本は市場経済の社会で、財には価格があるというモデルで動いているから、情報という財にも価値があるという前提のもとでうまく仕組みをつくれば、やりとりがもっと円滑化するんじゃないかって思うんですね。で、この健康情報プラットフォームも、そういうふうになるべきでしょう、誰かが価値を生むなら。

　で、そうやって情報がやりとりされたとして、何が幸せなのかっていう問題が残る。人はやっぱり完全合理性というのは保証できないので、限定的にしか合理的でないとすると、いろんな情報が入ってきてもそれをうまく処理できない。これを前提としていろんなものをつくっておかないといけないですが、ただそれが何なのかはまだよく分からないということですね。

　今はとりあえず、できることをやる。もはやIT的には、メカニズムベースでは全部できちゃうじゃないですか。理屈的にはできちゃうので、少なくとも社会的にできることからとりあえずやってみて、人はどういう行動を取るのかを測定している段階だと思うんですね。

秋山　これからは技術システムよりも、社会システム、社会制度をどうつくっていくかが課題ということですね。そのためには、人の行動、そしてその奥にある人の心の理解も重要ですね。

　新保さん、當仲さんはどう感じていますか？

新保　医療分野では、新たな実験など新たな試みを行うときには、個人の権利利益への影響を最小限にするために、倫理委員会による審査を行うことが一般的です。ところが、倫理審査といっても、明確に白か黒か判断がつかないことがあります。そのような場合に、いかにバランスよく社会と個人の双方にとって幸福を追求することができる制度を構築できるかが重要だと考えています。

當仲　健康で幸せに生きることを目的としたら、健康情報プラットフォームはそれを実現する手段の一つだと思います。いろんな情報がたとえどんなにたくさんあっても、組み合わせて分析がされたとしても、そしてその結

果正しい知見が得られたとしても、自分の健康とか本当の幸せに生かされるかどうかは可能性の一つでしかありません。すごく夢がある可能性ではありますが、別に長生きしたくない人だっているし、おいしいものを食べるために生きている人は、おいしいものが食べられなくなったら死にたいと思うかもしれないし、アスリートは走れなくなったら死にたいと思っちゃうかもしれない。

　人の価値観っていろいろ違っていて、一言でその価値を創造するプラットフォームづくりというのは本当に難しいことだと思うんです。でも、今回その可能性の一つを、様々な情報が蓄積されたときに得られるもの、享受されるものというのを考えられたことはすごく楽しかったですね。インターネットで世界がまるで変わったように、健康情報とプラットフォームを得ることで、人の行動や世界は変わってくるのは間違いないと思います。

秋山　村井さんはいかがですか？

村井　社会のプラットフォームを定義すると、その上で人間の創造性が花開くための土台っていうことなんだよね。新しい知恵で何かをつくり出せる場所がプラットフォーム。だから、つまりね、課題とか心配を解決し、みんなが夢を実現するのがプラットフォーム。そういう意味ではプラットフォームづくりというのは、次に取り組む人たちが、あるいはその上でものをつくる人たちが、よりよく取り組むような環境をつくっていくことだと思う。人が人の力で健康でいる環境をつくること。

　そして、その環境が持続できること。それがたくさんの人が使っていけるように広がっていくこと。そのためには楽しいこととか、うまく行くことから始めればいい。

當仲　やっぱり情報を集めて人が安心して使い始めるためには、私たちがあまり意識せずにインターネットを使ったり、SNSを使ったりするように、苦痛なく意識せずにみんなが使う仕組みが一つ必要なのかなって思っています。そのためには、便利であることとか、楽しいとか、嬉しいとか、そういう仕組みがあるといいですね。みんなが大好きなSNSは、レスポンスがあったり、人との交流ができたり、ポイントがつくとか、うれしいか

ら自然と使う。そういう仕組みがプラットフォームに持てるといいでしょうね。

秋山 最後にこれだけは言っておきたいことはありますか。

村井 一つあるとしたらステークホルダーのこと。我々は「個人」というステークホルダーをものすごく重視している。医者とか医療関係者の役割だけではなくて、やっぱり一人一人の個人が健康の問題をきちんと考えられるということが大事。それから全然関係ないと思われている事業者、例えばテレビ局や自動車会社も健康情報プラットフォームには関心を持っている。健康のステークホルダーってすごく多様なんだ。

秋山 「医療」って言うと専門家のものと捉えられがちですが、「健康」って言った瞬間にみんな「自分ごと」になります。このキャンパス、SFCでも自分の研究や教育が健康に全く関係ないという人は一人もいないでしょう。それだけ多くのステークホルダーがいる分野なので、コミュニティとして、みんなでいいプラットフォームをつくっていこうという方向に動いていけると大きな力になる。きっと本当に世の中を変えていく力になりますね。

村井 そう思うとアカデミズムの本命の使命とも言えるかもしれないね。ステップ・バイ・ステップだとは思うけれども。世界は無限のステップがあって、そのうちの少なくとも第一歩を生み出しているんだと思う。だからそういう意味では非常に多岐にわたる可能性がある領域の話だし、そういう創造性の連鎖、問題解決の連鎖として基盤を創っていくべきだと思う。

秋山 たくさんのステップの第一歩、私たちとりあえず踏み出せたかなと。

村井 その代わり、先は長いと。

秋山 皆さん、今日はありがとうございました。

（2014年12月10日収録。役職や期間等は当時のもの）

索引

アルファベット

CHO（Chief Health Officer） 96-100
EHR（Electric Health Record） 17, 21, 34-44, 49-53, 55-60, 70-71, 92, 110, 119, 122, 159, 162
ICF（国際生活機能分類） 26-27
PCEHR（Personally Controlled EHR） 41-44
PHR（Personal Health Record） 21, 35-40, 46-47, 50-51, 55-59, 70, 91-92, 114, 118-119, 122, 135, 157, 159, 162, 173
QOL（Quality of Life） 22, 114, 121, 126, 134, 136, 138-140, 175, 210, 213

かな

あ

一元管理 118
医療情報 6, 9, 10, 17, 41, 29-30, 33, 35, 40, 46, 50, 53, 55, 72, 73, 78, 91-93, 96, 104, 109, 115, 119, 123, 125-126, 128, 136, 138, 168, 208-210
インセンティブ 9, 10, 16-19, 40, 44, 49, 56, 59, 89-90, 95, 99, 109-111, 114-115, 122-124, 128-129, 134, 137, 139, 145, 170-171, 174-175, 213, 221,
インフォームドコンセント 185, 200-201
エコシステム（生態系） 16, 220
エンパワーメント 20, 21, 150, 175, 177
オープンシステム 90-92

か

顔の見える関係 152, 168-169, 172, 175
柏モデル 153
活動情報 67-69
共助 144
協働 95-96, 111, 160

共有 4, 7-8, 17, 22, 24, 34-38, 40, 49-50, 52, 74, 101, 114-115, 134-136, 155, 158-159, 162-167, 170-172, 178, 211
健康価値 98, 100-101
健康経営 97-100
健康行動 22, 129, 132
健康サービス 98-99
健康寿命 21, 35, 96, 101, 109, 125
健康情報 6, 9-11, 13-14, 19-23, 27-28, 30, 33, 35-37, 40, 46-47, 53-55, 58-60, 65-67, 69-74, 76-80, 82-85, 87-99, 101, 104-105, 107, 110-111, 113-119, 121, 126, 127-128, 131-132, 134, 136, 138-141, 207-213, 216-218
健康診断 6, 30, 100, 113, 115-121, 123-124, 127, 138, 212-214
健康長寿 55, 114-115, 141, 210, 213
公助 144
行動変容 98, 128-133, 135-140, 213
高度情報通信ネットワーク社会推進戦略本部 29, 51, 114, 121
互助 144, 157
個人情報 9-10, 29-30, 42, 49-50, 67, 75, 81, 83-84, 92-93, 110, 118, 120, 168, 182-186, 190, 192, 195-196
　個人識別符号 185
　個人情報取扱事業者 188, 200
　個人情報保護委員会 190
　匿名加工情報 188, 192, 198
　要配慮個人情報 187
個人データ 5, 185, 188-189, 194, 198, 200, 202
コミュニケーションパターン 18, 163, 170-172

さ

在宅医療連携拠点事業 152-155, 157, 160,

163
幸手モデル　156
参加者の内部変化　18, 20, 145, 150, 153, 170-171, 176, 178
自助　144-145
情報の利活用　73, 136
情報リテラシー　109, 125-127
女性の健康　96, 104
信頼　4, 17-19, 82-83, 88, 91-92, 127, 139, 145, 148, 163, 170-171, 175-176, 195, 217-218, 221
ステークホルダー　8-10, 66, 76-78, 95-96, 104, 109-111, 114, 141, 173, 228, 229
生体情報　67-68
セルフケア　24, 151

た
地域包括ケア　9-10, 23-24, 143-147, 151-153, 157, 170-171, 173, 176
鶴岡モデル　160
ディペンダビリティ　10, 80-82, 91, 94
電子お薬手帳　101
トリガー　136-137, 139-140

は
パーソナルデータ　9-10, 29-30, 181, 183, 185
ビッグデータ　4, 109-110, 117, 121-122, 126, 193, 204, 208, 219
プライバシー　17, 28, 193, 195, 211-212, 219, 223
プラットフォーム　7, 9-11, 13-23, 65, 67, 77-80, 83-84, 87-92, 95,-97, 99, 101, 104, 107, 109, 111, 113-114, 121, 126, 128-129, 134, 136, 138-141, 143-145, 148, 150-151, 153, 160, 163, 170-171, 175-178, 207, 210, 215-218, 220-228
母子健康手帳　96, 104-105

ま
未病　96-97

や
役割　18-19, 22-24, 26, 57, 95-96, 100, 109, 145, 148, 154-155, 157, 160, 163, 170-171, 173-174, 176-177, 221-222, 229
ユースケース　10, 77-79, 87

ら
ライフログ　7, 28, 114, 116, 126, 138, 140, 173, 207, 209-210, 213, 226
リスク　7-8, 50, 67, 81-83, 85, 88-89, 92, 158-159, 217
レセプトオンライン　45, 47, 49, 53

資料

「ライフクラウド研究コンソーシアム」と
「健康情報プラットフォームラボ」の活動概要

　2012年4月、慶應義塾大学SFC研究所に、「健康情報プラットフォームラボ」と「ライフクラウド研究コンソーシアム」という2つの場が設置された。前者のラボは、健康に関する様々な情報を本人や社会が利活用するための社会基盤とその課題について、大学等の研究者を中心に議論するための場である。健康・医療情報のプラットフォームに関連する各地の先進的な取り組みの調査や、メンバー教員自身による研究開発、およびその成果を共有するオープンゼミの開催を活動の主軸としてきた。

　一方、後者のコンソーシアムは、産学官が、クラウド型プラットフォーム「ライフクラウド」を構築し実用化するために連携して活動する場として、2015年3月までの3年間の期限で設置された。約10社の会員企業と神奈川県をはじめとする自治体が、神奈川マイカルテの検討、電子お薬手帳の開発と事業展開などに取り組んできた。ライフクラウド研究コンソーシアムは、以下の4つの目的別のワーキンググループ（以下WG）が設置され、調査や実証実験、持続可能なプラットフォーム構築に向けたインセンティブ設計、運用モデル、法制度の検討を行った。

　WG 1：PHR／EHRの機能要件の抽出、実現アプローチの検討、持続可能モデルの創出
　WG 2：在宅看護・介護への応用とそのための機能要件の抽出、実証モデルの検討
　WG 3：オープンでディペンダブルなプラットフォームのアーキテクチャ策定
　WG 4：薬剤師等、有資格者による運用参画でサイバーフィジカルな個人情報保護

　上記4つのWGの共同の成果の一つに、電子版お薬手帳の開発と利活用の評価がある。このプロジェクトは神奈川県マイカルテ検討委員会と連携しながら、まずは調剤情報を電子的に患者に提供する仕組みの検討からはじまった。慶應義塾大学大学診療所等の協力を得てプロトタイプを改善し、2013年5月より神奈川県藤沢市において藤沢湘南台病院および周辺4薬局の参加を得て、翌年9月ま

で計722名の患者に調剤情報を提供する実証実験を行った。患者へのアンケート調査の結果では、冊子版に比べて電子版は携帯性や一元管理のしやすさで優れ、そうしたことに利用者が利便性を感じていることが実証された。一方で、個人情報の流出に関する危惧や、お薬手帳だけでなく検査結果や健康関連の情報も合わせて取り扱うなど、より付加価値を高めながら発展させていく必要が明らかになった。

　この健康情報プラットフォームラボと、ライフクラウド研究コンソーシアムという2つの場を連携させながら、大学、産業界、行政、医療、福祉の関係者らがネットワークを構築し、定例の勉強会を開催して情報共有を行い、人間の一生を通じて様々な形で生み出される情報を、その人自身の健康で幸せな生活に貢献できる仕組みを検討してきた、その成果をまとめたのが本書ということである。

開催したシンポジウム、オープンゼミ
※登壇者やメンバーの肩書はすべて、開催当時のものです。

【シンポジウム】
キックオフシンポジウム
「住民が自らの健康・医療情報を活用するために～「かながわマイカルテ」実現に向けて～」
　日時：2012年3月17日（土）13：15～17：00
　場所：慶應義塾大学日吉キャンパス 協生館内　藤原洋記念ホール
　主催：神奈川県、慶應義塾大学湘南藤沢キャンパス
　プログラム：
　講　演
　北岡有喜氏（国立病院機構京都医療センター　医療情報部）
　　　　「ポケットカルテの取り組み」
　山田剛士氏（医療法人鉄蕉会亀田総合病院　カスタマーリレーション部）
　　　　「プラネットの取り組み」
　河合優香氏（北海道栗山町 保健師）
　　　　「乳幼児から始まる生涯健康情報蓄積」
　森川富昭氏（国立大学法人徳島大学病院 病院情報センター）
　パネルディスカッション

「健康と医療の情報プラットフォーム構築に向けて」
コーディネーター　黒岩祐治氏（神奈川県知事）
登壇者　上記講演者、村井　純（環境情報学部長・教授）
司会進行　秋山美紀（環境情報学部准教授）

シンポジウム
「健康・医療のパーソナルデータ　～利活用と保護のバランスをめぐって～」
　日時：2014年3月11日（火）13：00～16：10（開場12時30分）
　場所：慶應義塾大学日吉キャンパス 協生館内　藤原洋記念ホール
　プログラム：
　黒岩祐治　神奈川県知事（ビデオメッセージ）
　講　演
　　村井　純（環境情報学部長・教授）
　　　　「ライフクラウド研究コンソーシアム」
　　新保史生（総合政策学部教授）
　　　　「医療と個人情報」
　　根本昌彦（神奈川県情報統括責任者（CIO））
　　　　「かながわマイカルテの取り組みと展望」
　　ピタリス・ローラ（政策・メディア研究科特任助教）
　　　　「米国における主治医制度と医療IT」
　ディスカッション
　　根本昌彦（神奈川県情報統括責任者（CIO））
　　ピタリス・ローラ（政策・メディア研究科特任助教）
　　森川富昭（政策・メディア研究科准教授）
　　中澤　仁（環境情報学部准教授）
　　司会進行　秋山美紀（環境情報学部准教授）

【オープンゼミ】
第1回オープンゼミ
　日時：2012年6月27日
　場所：慶應義塾大学湘南藤沢キャンパス
　講演1：「スマートフォンを用いた食事・運動支援プログラムの開発」

秋山美紀（環境情報学部准教授）
講演2：「成人期〜老年期におけるドライアイとQOLの関係」
藤井　香（慶應義塾大学保健管理センター保健師）

第2回オープンゼミ

日時：2012年7月11日
場所：慶應義塾大学湘南藤沢キャンパス
講演1：「地域を基盤とした多職種連携システム」
内山映子（政策・メディア研究科特任准教授）
講演2：「情報システムのモニタリングとディペンダビリティ」
中澤　仁（環境情報学部専任講師）

第3回オープンゼミ

日時：2012年7月25日
場所：慶應義塾大学湘南藤沢キャンパス
講演1：「医療経営　医療情報がうまく使われていない医療機関」
森川富昭（政策・メディア研究科准教授）
講演2：「医療情報化の現場から」
野田啓一（SFC研究所上席所員（訪問））

第4回オープンゼミ

日時：2012年9月19日
場所：慶應義塾大学三田キャンパス、湘南藤沢キャンパス（サテライト会場）
講演1：「地域連携の情報プラットフォーム」
山口典江（SFC研究所所員（訪問）・メディカルアイ代表取締役）
講演2：「遠隔医療とソーシャルキャピタル」
今村晴彦（政策・メディア研究科研究員）

第5回オープンゼミ

日時：2012年10月3日
場所：慶應義塾大学湘南藤沢キャンパス
講演：「こころの健康な発達とその障害」

濱田庸子（環境情報学部教授）

第6回オープンゼミ
日時：2012年10月17日
場所：慶應義塾大学湘南藤沢キャンパス
講演：「代謝制御によるアンチエンジング」前編
渡辺光博（環境情報学部教授）

第7回オープンゼミ
日時：2012年11月14日
場所：慶應義塾大学湘南藤沢キャンパス
講演：「代謝制御によるアンチエンジング」後編
渡辺光博（環境情報学部教授）

第8回オープンゼミ
日時：2013年1月17日
場所：慶應義塾大学三田キャンパス
講演：「ライフクラウド先進事例――埼玉県利根医療圏の取り組み」
中野智紀先生（社会医療法人ジャパンメディカルアライアンス東埼玉総合病院地域医療推進部・経営企画室室長、代謝内分泌科・地域糖尿病センター）

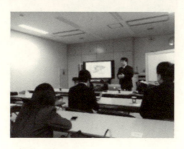

写真：第8回オープンゼミの様子

第9回オープンゼミ
日時：2013年2月27日
場所：慶應義塾大学三田キャンパス

講演 1：「米国での Health Volt の取り組み紹介」
後藤昌宏様（日本マイクロソフト株式会社 パブリックセクター統括本部 ヘルスケア営業部 アカウントエグゼクティブ）

講演 2：「オラクルのヘルスサイエンス業界向け戦略と取組」
前田全紀様（日本オラクル株式会社 医療＆ライフサイエンス インダストリー・ビジネス・ユニット（IBU）、日本＆アジア太平洋 日本担当ディレクター）

第 10 回オープンゼミ

日時：2013 年 6 月 6 日
場所：慶應義塾大学三田キャンパス
講演1:「在宅医療・介護の連携における情報通信技術(ICT) 活用に関する報告」
光城元博様（保健医療システム工業界（JAHIS））
講演 2：「先進地の取り組み紹介—山形県鶴岡地区」
鈴木 哲様（株式会社ストローハット代表取締役社長）

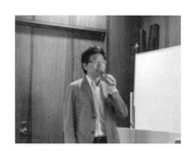

第 10 回オープンゼミの様子

第 11 回オープンゼミ

日時：2013 年 10 月 31 日
場所：慶應義塾大学三田キャンパス
講演：「神奈川県の CHO プラットフォーム構想」
根本昌彦様（神奈川県 Chief Information Officer：CIO）

第 12 回オープンゼミ

日時：2013 年 12 月 12 日

場所：慶應義塾大学三田キャンパス
講演1：「地域医療におけるICT医療情報連携へ向けた取り組み〜プロジェクトやまと〜」
田上佑輔先生（やまと在宅診療所登米院長）
講演2：「病院医療も地域包括ケアもチームをつくることから始まる〜ICTはそのプラットホームを提供する〜」
溝尾　朗先生（東京厚生年金病院内科兼地域連携・総合センター）

第13回オープンゼミ
日時：2014年2月10日
場所：慶應義塾大学三田キャンパス
講演：在宅領域向けクラウドプラットフォーム
安藤彰規様・萩原茂枝子様（コニカミノルタ株式会社　ヘルスケアカンパニー医療ITサービス事業部）

構成メンバー
健康情報プラットフォームラボ構成メンバー

●村井　純	環境情報学部長・教授
國領二郎	総合政策学部長・教授
太田喜久子	看護医療学部長・教授
徳田英幸	政策・メディア研究科委員長、環境情報学部教授
金子郁容	政策・メディア研究科教授、総合政策学部教授、SFC研究所所長
小川克彦	環境情報学部教授
濱田庸子	環境情報学部教授
大川恵子	メディアデザイン研究科教授
古谷知之	総合政策学部准教授
新保史生	総合政策学部教授
神成淳司	環境情報学部准教授
秋山美紀	環境情報学部准教授
中澤　仁	環境情報学部准教授
藤井　香	保健管理センター

内山映子　　　SFC 研究所上席所員（訪問）
野田啓一　　　SFC 研究所上席所員（訪問）
山口典枝　　　SFC 研究所上席所員（訪問）
本田由佳　　　政策・メディア研究科特任助教

(2015 年 3 月現在)

ライフクラウド研究コンソーシアム構成メンバー
村井　純　　　環境情報学部長・教授
秋山美紀　　　環境情報学部准教授
森川富昭　　　大学院政策・メディア研究科准教授／環境情報学部准教授
中澤　仁　　　環境情報学部専任講師
當仲　香　　　保健管理センター
大川恵子　　　大学院メディアデザイン研究科教授
宮地恵美　　　SFC 研究所上席所員（訪問）

幹事会員
　　楽天株式会社
　　医療法人社団内田医院

賛助会員
　　株式会社ジェーシービー
　　株式会社ピーエスシー
　　日本ユニシス株式会社
　　株式会社リコー
　　日本マイクロソフト株式会社
　　日本アイ・ビー・エム株式会社
　　日本電気株式会社
　　カルチュア・コンビニエンス・クラブ株式会社
　　パナソニックヘルスケア株式会社

行政・学術会員
　　神奈川県、藤沢市、および関東地方の 7 医療機関

監修者・編著者紹介

【監修者】

村井　純（むらい　じゅん）
慶應義塾大学環境情報学部長、同教授。
工学博士。1984年国内のインターネットの祖となった日本の大学間ネットワーク「JUNET」を設立。1988年インターネットに関する研究プロジェクト「WIDEプロジェクト」を設立し、今日までその代表として指導にあたる。内閣官房情報セキュリティセンター 情報セキュリティ政策会議委員、社団法人情報処理学会フェロー、日本学術会議第20期会員、現在は連携会員。2000年～2009年7月まで内閣高度情報通信ネットワーク社会推進戦略本部（IT戦略本部）有識者本部員。その他、各省庁委員会の主査や委員などを多数務め、国際学会などでも活動する。著書に『インターネット』（岩波新書、1995年）、『インターネット新世代』（岩波新書、2010年）など多数。

【編　者】

秋山美紀（あきやま　みき）
慶應義塾大学環境情報学部准教授。
博士（政策・メディア）。社会福祉士。専門はヘルスコミュニケーション（健康・医療分野のコミュニケーション）。地域住民・患者への医療情報提供のあり方、コミュニティ・ヘルスの分野で研究活動をしており、慶應義塾大学先端生命研究所「からだ館がん情報ステーション」プロジェクトリーダー、鶴岡みらい健康調査 市民コミュニケーション等を担当している。著書に『コミュニティヘルスのある社会へ──「つながり」が生み出す「いのち」の輪』（岩波書店、2013年）、『地域医療におけるコミュニケーションと情報技術──医療現場エンパワーメントの視点から』（慶應義塾大学出版会）など。

中澤　仁（なかざわ　じん）
慶應義塾大学環境情報学部准教授。
博士（政策・メディア）。専門は、分散システム、ミドルウエア、ユビキタスコンピューティング、コンピュータネットワーク。健康情報の広域分散プラットフォームの構築と実用化、個人の健康に関する情報を網羅的に把握、分析、利用可能とするためのフレームワークについて、重点的に取り組む。

當仲　香（とうなか　かおる）
慶應義塾大学保健管理センター主任。
博士（医学）。保健師、養護教諭、衛生管理者。専門は学校保健、疫学、衛生学、抗加齢医学、医療情報学。1990年から慶應義塾大学の学生、教職員を中心とした保健管理活動を担い、健康情報、感染症情報などのシステム開発と情報分析、健康教育を行う。著書に『機能性食品の作用と安全性百科』（共著、丸善出版、2012年）、『小児科診断・治療指針』（共著、中山書店、2012年）、『子どもの食と栄養　改訂第2版──健康なからだとこころを育

む小児栄養学』（共著、診断と治療社、2014年）、『インフルエンザ診療ガイド 2014-2015』（共著、日本医事新報社、2015年）など。

【著　者】

内山映子（うちやま　えいこ）
慶應義塾大学大学院政策・メディア研究科特任准教授。
博士（政策・メディア）。専門は、医療分野、介護福祉分野の情報化および多職種間の情報連携。国立がんセンター（現在の国立がん研究センター）研究所にて、1990年代の医療分野の情報化の黎明期から、情報化関連の研究やプロジェクトの運営企画に携わる。大学に異動した後は、地域を基盤とした医療介護福祉のICT連携のシステム開発や実証研究等に従事している。

本田由佳（ほんだ　ゆか）
慶應義塾大学SFC研究所上席所員。非常勤講師。
博士（医学）。女性健康科学者。専門は、ヘルスケア分野のデータサイエンス、身体組成学、女性健康科学、睡眠学。1998年から株式会社タニタで開発部研究員として身体組成・睡眠学の研究と商品開発を行った。現在は、大学を拠点として、中学・高校・大学の学生、企業の女性を対象とした健康教育に関する研究活動と地域健康・環境情報プラットフォーム構築のための基礎研究とシステム開発を行う。著書『ママと赤ちゃんにやさしい　産前・産後のボディケアとビューティーメソッド』（あさ出版、2015年）。

新保史生（しんぽ　ふみお）
慶應義塾大学総合政策学部教授。
博士（法学）。専門は憲法、情報法、ロボット法。経済協力開発機構（OECD）情報セキュリティ・プライバシー部会（SPDE）副議長、憲法学会理事、法とコンピュータ学会理事、情報ネットワーク法学会「ロボット法研究会」主査、総務省情報通信政策研究所特別上級研究員、総合科学技術・イノベーション会議専門員。近著に、『情報倫理の挑戦』（共著、学文社、2014年）、『OECDプライバシーガイドライン──30年の進化と未来』（共著、一般財団法人日本情報経済社会推進協会、2014年）、『新基本法コンメンタール　情報公開法・個人情報保護法・公文書管理法──情報関連7法』（共著、日本評論社、2013年）など。

価値創造の健康情報プラットフォーム
　——医療データの活用と未来

2016 年 11 月 25 日　初版第 1 刷発行

監修者─────村井　純
編著者─────秋山美紀・中澤　仁・當仲　香
著　者─────内山映子・本田由佳・新保史生
発行者─────古屋正博
発行所─────慶應義塾大学出版会株式会社
　　　　　　　〒 108-8346　東京都港区三田 2-19-30
　　　　　　　TEL　〔編集部〕03-3451-0931
　　　　　　　　　　〔営業部〕03-3451-3584〈ご注文〉
　　　　　　　　　　〔　〃　〕03-3451-6926
　　　　　　　FAX〔営業部〕03-3451-3122
　　　　　　　振替　00190-8-155497
　　　　　　　http://www.keio-up.co.jp/
装　丁─────土屋　光／Perfect Vacuum
本文図版────石山雅三
印刷・製本───中央精版印刷株式会社
カバー印刷───株式会社太平印刷社

©2016 Jun Murai, Miki Akiyama, Jin Nakazawa, Kaoru Tounaka,
　Eiko Uchiyama, Yuka Honda, Fumio Shimpo
Printed in Japan　ISBN 978-4-7664-2240-5

慶應義塾大学出版会

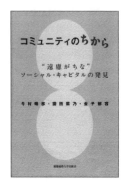

コミュニティのちから
——"遠慮がちな"ソーシャル・キャピタルの発見

今村晴彦・園田紫乃・金子郁容著　健康でかつ医療費が低い地域や、複雑な医療問題が見事に解決された背後には「コミュニティのちから」が存在する。そのちからをどう発揮させて「いいコミュニティ」をどう作るか。豊富な事例に基づいてそのレシピを示す。

◎2,500円

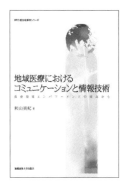

SFC総合政策学シリーズ
地域医療におけるコミュニケーションと情報技術
——医療現場エンパワーメントの視点から

秋山美紀著　医療提供者たちの「連携不足」を解消するにはどのような方法があるのか。そこに情報技術はどう利用できるのか。徹底したフィールドワークに基づき地域医療の現場を多面的に分析。問題解決への提言を行う。

◎3,000円

表示価格は刊行時の本体価格（税別）です。